BASISWISSEN: Empowerment in der psychiatrischen Arbeit

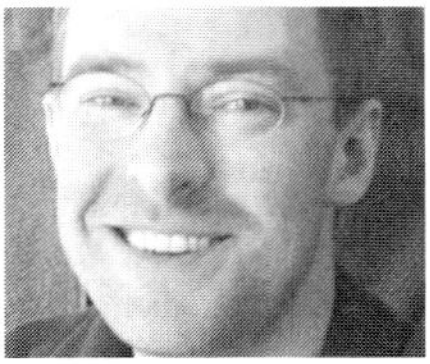

Andreas Knuf, Jahrgang 1966, Diplom-Psychologe und psychologischer Psychotherapeut, langjährige Tätigkeit in der stationären und ambulanten psychiatrischen Versorgung, arbeitet heute für die Schweizer Stiftung Pro Mente Sana in Zürich und in der Fortbildung (www.psychiatriefortbildung.de). Zahlreiche Veröffentlichungen.

Andreas Knuf

BASISWISSEN: Empowerment in der psychiatrischen Arbeit

Psychiatrie-Verlag

Die Reihe *Basiswissen* wird herausgegeben von:
Michaela Amering, Ilse Eichenbrenner, Hiltrud Kruckenberg,
Clemens Cording, Michael Eink, Klaus Obert und Wulf Rössler

Andreas Knuf
Basiswissen: Empowerment in der psychiatrischen Arbeit
Basiswissen 9
2. Auflage 2009
ISBN: 978-3-88414-409-1

Bibliografische Information der Deutschen Nationalbibliothek
Die Deutsche Nationalbibliothek verzeichnet diese Publikation
in der Deutschen Nationalbibliografie; detaillierte bibliografische Daten
sind im Internet über http://dnb.d-nb.de abrufbar.

Manuskriptberatung: Michaela Amering
Umschlaggestaltung: Iga Bielejec, Nierstein,
unter Verwendung einer Fotografie von Christine Fent, London
Typografie und Satz: Iga Bielejec, Nierstein
Druck und Bindung: CPI - Clausen & Bosse, Leck

Psychiatrie-Verlag im Internet: www.psychiatrie-verlag.de

7 **Vorbemerkung**

11 **Was ist Gesundheit und was ist Krankheit?**
13 Hoffnung und Mut

17 **Ressourcenorientiert arbeiten**
20 Warum arbeiten wir überhaupt defizitorientiert?
22 Was sind Ressourcen?
24 Ein ressourcenorientiertes Klima schaffen
25 Ressourcenorientierte Fragen
29 Ressourcenorientierung als Haltungsfrage

32 **Selbstbestimmung fördern und ermöglichen**
33 Selbstbestimmung ist ein Recht
35 Selbstbestimmung will gelernt sein
39 Umgang mit Klientenentscheidungen
45 Verletzung des Selbstbestimmungsrechts

54 **Empowerment und Psychopharmaka**
55 Psychopharmaka und Selbsthilfe
58 Information zu mehr Selbstbestimmung

65 **Selbststigmatisierung überwinden helfen**
65 Was ist Selbststigmatisierung?
67 Professionelle Strategien gegen Selbststigmatisierung
69 Die Krankheit annehmen
72 Stigmatisierung in psychiatrischen Institutionen

75 **Förderung von Eigenaktivität**
77 Selbstwirksamkeitsgefühl
78 Grundrecht auf »minimale Aktivität«
80 Grundhaltung: passive Aktivität
82 Professionelle Hindernisse für Eigenaktivität

89 **Individuelle Selbsthilfe und Selbsthilfe in Gruppen**
89 Den individuellen Selbsthilfemöglichkeiten auf der Spur
91 Viele Selbsthilfemöglichkeiten sind störungsspezifisch
95 Selbsthilfe in Gruppen

99 **Informationen vermitteln**
100 Grundprinzipien von Aufklärung und Informationsvermittlung
104 Psychoedukative Gruppen

109 **Institutionelle Mitbestimmung und Partizipation**
109 Partizipation von Betroffenen in Institutionen
112 Beschwerdestellen und Patientenfürsprecher
115 Partizipation von Betroffenen in überinstitutionellen Gremien
116 Partizipation von Betroffenen in der Fort- und Weiterbildung
118 Betroffene als Mitarbeiter in psychiatrischen Einrichtungen

120 **Empowerment der Mitarbeitenden**
120 Empowerment ist systemisch
122 Überforderung und Burn-out vermeiden

125 **Wohin die Reise führt: Empowerment und Wege der Gesundung**

129 **Ein Himmelbett für Herrn Eh – Schluss**

131 **Anhang**
131 Fragen für Fallarbeit und Supervision
136 Ausgewählte Literatur
140 Internet
141 Materialien

Vorbemerkung

Als ich Herrn Eh zum ersten Mal traf, war er Patient einer Tagesklinik, in der ich als Praktikant arbeitete. Die dortigen Mitarbeiter bangten um sein Leben, denn er war nach mehreren psychotischen Krisen, seiner Ehescheidung und dem Verlust des Arbeitsplatzes schwer depressiv geworden, hatte allen Mut verloren und berichtete von Suizidideen. Auch nach mehreren Monaten konnten wir ihm dort nicht wirklich helfen, und so ging er schließlich, versehen mit einer negativen Prognose und einer Perspektive als chronisch psychisch kranker Mensch.

Jahre später traf ich Herrn Eh wieder, diesmal auf einer Tagung über Mitsprachemöglichkeiten von Psychiatrie-Erfahrenen. Aus Herrn Eh schien jemand anderes geworden zu sein: Er stand am Rednerpult, hielt einen enthusiastischen Vortrag und begrüßte mich später mit einem verschmitzten Lächeln. Er hatte wieder Mut gefasst, sein Selbstvertrauen war zurückgekehrt und sein Gang war wieder aufrecht. Was da mit ihm passiert war, war weit mehr als das Abklingen einer Depression und beinahe ohne weitere professionelle Hilfe möglich geworden. Er hatte seine Krankheit weitestgehend angenommen, hatte eine sinnvolle Tätigkeit in der Selbsthilfebewegung gefunden und sich von der Selbststigmatisierung gelöst. Ihm war es gelungen, wieder Verantwortung für sein Leben zu übernehmen. Dabei war für ihn in den letzten Jahren längst nicht alles gut gelaufen: Nach der Berentung geriet er wieder in psychotische Krisen und musste sich mit krankheitsbedingten Einschränkungen abfinden. Noch heute treffe ich Herrn Eh immer wieder auf Veranstaltungen, wir sind längst Kollegen geworden.

Herr Eh hat seinen Stolz, seine Würde und seinen Mut zurückgewonnen, in modernen Begriffen könnten wir auch sagen, dass er sein Empowerment entfalten konnte. Empowerment meint letztlich einen persönlichen oder gemeinschaftlichen Emanzipationsprozess. Der Begriff »Empower-

ment«, der sich mit »Selbstbefähigung« oder »Selbstbemächtigung« übersetzen lässt, entstammt den amerikanischen Emanzipationsbewegungen, etwa der Black-Power-Bewegung: Gesellschaftlich unterlegene Gruppen waren nicht länger bereit, ihnen widerfahrene Diskriminierungen zu akzeptieren. Sie erarbeiteten sich ein neues Selbstbewusstsein, schlossen sich zusammen und lehnten sich gegen erlebte Unterdrückung auf. Empowerment meint also die Zurückgewinnung von Stärke und Einfluss betroffener Menschen auf ihr eigenes Leben und steht für eine Emanzipation der Betroffenen. Wie aber kann es einem psychisch kranken Menschen gelingen, wieder mehr Einfluss auf sein Leben zu gewinnen, Gefühle von Machtlosigkeit zu überwinden und seine Erkrankung zu bewältigen?
Während das eigentliche Empowerment nur von den Betroffenen selbst vollbracht werden kann, kommt den professionell Tätigen die Aufgabe zu, Empowerment-Prozesse zu fördern und durch das Beseitigen von Hindernissen überhaupt zu ermöglichen. Beispielsweise geht es um die wirkliche Bereitschaft, Behandlungsangebote nach den Anliegen der Nutzer zu gestalten, Macht zu teilen oder »ungewöhnliche« Lebensweisen weitestgehend zu würdigen. Mit dieser Empowerment-Unterstützung beschäftigt sich das vorliegende Buch.
In den letzten Jahren wurde der Begriff »Empowerment« fast inflationär verwandt, zumeist ohne dass der emanzipatorische Aspekt noch enthalten wäre. Es gibt heute kaum eine psychiatrische Institution, die ihn nicht in ihr Leitbild aufgenommen hätte. Leider hat sich mit der häufigeren Verwendung des Begriffs aber nicht zwangsläufig auch die psychiatrische Arbeit »empowermentorientierter« gestaltet. Um Empowerment nicht zu einer Worthülse, einem »modischen Fortschrittsetikett«, wie es N. Herriger einmal formuliert hat, verkommen zu lassen, muss der damit verbundene Inhalt möglichst konkret und alltagsnah vermittelt werden. Das ist die Aufgabe dieses Buches.
Viele der in den letzten Jahren entwickelten Formen der Empowerment-

Förderung wenden sich in erster Linie an Betroffene, die von sich aus ein Interesse an der persönlichen Befähigung haben. Verständlicherweise hat eine solche Förderung zunächst bei jenen Menschen begonnen, die eine partnerschaftliche Behandlung, Selbstbestimmung und gesellschaftliche Teilhabe einforderten. Aufgabe professionell Tätiger ist es, diesen Menschen ein möglichst hohes Maß an Selbstbestimmung zu ermöglichen, sie beim Nutzen ihrer Selbsthilfemöglichkeiten zu begleiten und ihnen die von ihnen eingeforderte nutzerorientierte Behandlung anzubieten. Aber auch einem zweiten Bereich darf sich Empowerment-Förderung nicht verschließen, und zwar jenen Menschen, die von sich aus zunächst nicht an vermehrter Eigenaktivität und Selbstbestimmung interessiert sind. Hier geht es darum, »empowermentermöglichend« zu arbeiten, ohne Empowerment zu verordnen. Dieses Buch hat beide Betroffenengruppen vor Augen, hauptsächlich allerdings jene Menschen, die ihr eigenes Empowerment bisher kaum entfalten konnten, die sich vielleicht in einem Gefühl von Machtlosigkeit befinden und Fremdhilfe als eher passive Hilfeempfänger erwarten. Hier zeigt sich die eigentliche Herausforderung für die Empowerment-Förderung.

Dieses Buch basiert auf Arbeitsmaterialien, die ich gemeinsam mit Betroffenen und anderen Fachpersonen in den letzten zehn Jahren entwickelt habe und die in Fortbildungen, Supervisionen und Teamentwicklungen genutzt wurden. In diesen Veranstaltungen habe ich immer wieder gesehen, dass viele Mitarbeiterinnen und Mitarbeiter psychiatrischer Institutionen bereit sind, Ernst zu machen mit der Empowerment-Förderung. Sie hinterfragen kritisch ihre berufliche Rolle und ihren Arbeitsalltag, erproben neue Methoden und sind offen dafür, den Betroffenen mit ihren Anregungen und mit ihrer Kritik zuzuhören. Die Förderung von Empowerment ist heute ein zentrales Anliegen weiter Kreise vor allem der Sozialpsychiatrie.

Bei der Arbeit an diesem Buch hat mich der Wunsch begleitet, einen möglichst konkreten, alltagsnahen und lebendigen Text zu schreiben, der sowohl für den erfahrenen psychiatrisch Tätigen wie auch für den Berufsanfänger Anregungen enthält.

Herzlichen Dank an alle, die dieses Buch unterstützt haben. Persönlich danken möchte ich meiner Frau Anke Gartelmann und Monika Zaugg-Laube, die die Rohfassung kritisch gelesen und mir zahlreiche wichtige Anregungen gegeben haben.

Viel Spaß beim Lesen und Arbeiten mit diesem Buch!

Andreas Knuf

Was ist Gesundheit und was ist Krankheit?

Bevor wir uns damit beschäftigen, wie Gesundheit bei psychisch kranken Menschen eigentlich gefördert werden kann und wie psychisch kranke Menschen wieder gesund werden, müssen wir zunächst einmal klären, was Gesundheit und was Krankheit eigentlich bedeutet. Die gängige gesellschaftliche Vorstellung von Gesundheit und Krankheit besagt, dass es sich um Gegensätze handelt. Entweder bin ich gesund, dann kann ich nicht krank sein, oder ich bin krank, dann kann ich nicht gesund sein. Die Weltgesundheitsorganisation (WHO) hatte 1947 den Gegensatz von Gesundheit und Krankheit auf die Spitze getrieben, indem sie Gesundheit als »vollkommenes physisches, geistiges und soziales Wohlbefinden« definierte. Diesen Gegensatz hat auch die traditionelle Psychiatrie vertreten. Dorothea Buck, die heutige Ehrenvorsitzende des Bundesverbandes der Psychiatrie-Erfahrenen (BPE) und Autorin von *Auf der Spur des Morgensterns*, musste sich von professioneller Seite tatsächlich anhören, sie könne nicht an einer Schizophrenie erkrankt sein, wenn sie trotz mehrmaliger Krisen jetzt symptomfrei lebe und zu einem Engagement in der Lage sei, wie sie es praktiziere.

Die Möglichkeit der Gesundung bei einer Schizophrenie wird von einigen Vertretern der klassischen Psychiatrie geradezu verleugnet, sodass nachträglich die Diagnose in Frage gestellt wird, wenn der Betroffene wider Erwarten doch gesundet. Eine wissenschaftliche Begründung für diese absurde Haltung ist weit und breit nicht in Sicht. Für viele Betroffene ist Dorothea Buck auch deshalb so wichtig geworden, weil sie als Person für die Möglichkeit steht, zu gesunden und mit der Erkrankung gut zurechtzukommen. Ein Begriff wie »Gesundung« oder gar »Heilung« darf man im psychiatrischen Kontext nach meiner Erfahrung auch heute noch vielerorts nur mit äußerster Vorsicht verwenden. Sofort muss man

sich den Vorwurf gefallen lassen, man mache den Betroffenen unberechtigte Hoffnungen, fördere nur ihre ja immer wieder vorhandene Krankheitsuneinsichtigkeit und bewirke, dass jemand seine Medikamente ablehnen werde. → Recovery, Seite 125 ff.
Dennoch dämmert uns heute allmählich, dass die Polarisierung von »Gesunden« und »Kranken« so nicht ganz stimmen kann. Die Definition der WHO macht uns alle zu Kranken, denn im Leben von jedem Menschen gibt es kein »vollkommenes Wohlbefinden«, zumindest nicht über einen längeren Zeitraum anhaltend. Wir alle sind teilweise krank und teilweise gesund, kranke Seiten zu haben ist nicht die Ausnahme, sondern die Regel. Oder: Vielleicht gelte ich nach den gängigen Kriterien als gesund und bin morgen schon tot. Psychiatrieerfahrene Menschen, psychiatrisch Tätige, Angehörige und erst recht die Durchschnittsbevölkerung haben einen gewissen Grad an psychischer Gesundheit und einen gewissen Grad an psychischer Krankheit gemeinsam. Die Polarisierung »gesund oder krank« behindert kleine Schritte der therapeutischen Arbeit in Richtung Gesundheit, Abstufungen werden nicht wahrgenommen. Es erscheint dann unangemessen, den Begriff »Gesundheit« überhaupt im Zusammenhang mit Menschen zu verwenden, die immer wieder psychische Krisen erleiden.
Wenn ich im Weiteren von Gesundung spreche, dann meine ich damit nicht Gesundung im Sinne der WHO, sondern verstehe Gesundung als das »Überwiegen der gesunden Seiten«. Psychisch kranke Menschen, die gesundet sind, sind Menschen, die viele ihrer gesunden Seiten leben oder ihre Erkrankung so weit beeinflussen können, dass sie nicht ihr Leben beherrscht. Manchmal ist die Erkrankung für sie sogar eine sehr wichtige Erfahrung, an der sie gewachsen sind.
Wie aber kann Gesundung und wie kann das Wachsen an einer Krankheitserfahrung gelingen?

Hoffnung und Mut

Fachleute haben in Zusammenarbeit mit einer großen Gruppe Betroffener ein Modell erarbeitet, das beschreibt, welche Schritte für einen Gesundungsprozess speziell bei psychiatrieerfahrenen Menschen erforderlich sind (Ralph u. a. 2004).

Zuerst ist der betroffene Mensch nur in seinem Leiden gefangen. Er ist verzweifelt, fühlt sich hoffnungslos, leidet unter negativen Gedanken, ist oft sozial isoliert und erlebt sein Leben nicht als sinnvoll. Diese erste Phase wird als »Verzweiflung« (»anguish«) bezeichnet. Irgendwann kann es dazu kommen, dass dieser Mensch eine Ahnung davon bekommt, dass es auch anders sein könnte. Das Leiden wird bewusster als solches wahrgenommen und es taucht ein Zweifel auf, ob es ewig so bleiben muss. Diese zweite Phase wird »Erwachen« (»awakening«) genannt. Anschließend wird aus einer vagen Vorstellung eine konkrete und sichere Überzeugung. Erste kleine Veränderungsschritte werden unternommen. Der Betroffene nimmt wieder mehr Kontakt mit Menschen der Umgebung auf und seine Gedanken werden positiver und von Hoffnung geprägt. Diese Phase wird als »Erkenntnis, dass Gesundung möglich ist« (»insight«), bezeichnet. Im Weiteren wird diese Person zunehmend aktiver, sucht verstärkt nach positiven sozialen Kontakten und erprobt, wie sie Einfluss auf ihre psychischen Schwierigkeiten nehmen kann. Diese Phase nennt sich »Umsetzung« (»action plan«). Später festigt sich die Zuversicht immer mehr. Der betroffene Mensch ist der Überzeugung, dass Gesundung für ihn nicht nur möglich ist, sondern sicher geschehen wird. Sein Leben ist von Hoffnung geprägt, positive Kontakte zu Menschen der Umgebung sind stabil geworden und das Selbstwertgefühl ist deutlich gestiegen. Diese Phase wird als »Entschiedenes Engagement für die eigene Gesundung« (»Determined commitment to become well«) bezeichnet. In der letzten Phase, die »Wohlbefinden und Empowerment« (»well-being/empowerment«) heißt, hat der Betroffene ein sehr positives Selbstgefühl. Er kann seine weiterhin bestehenden Krisen akzeptieren, fühlt sich ihnen gegenüber aber nicht mehr ausgeliefert. Er erlebt sein Leben als sinnhaft und wählt Freunde nach seinen Interessen aus.

ABBILDUNG 1 **Gesundungswege** (Recovery-Modell von Ralph u.a. 2004)

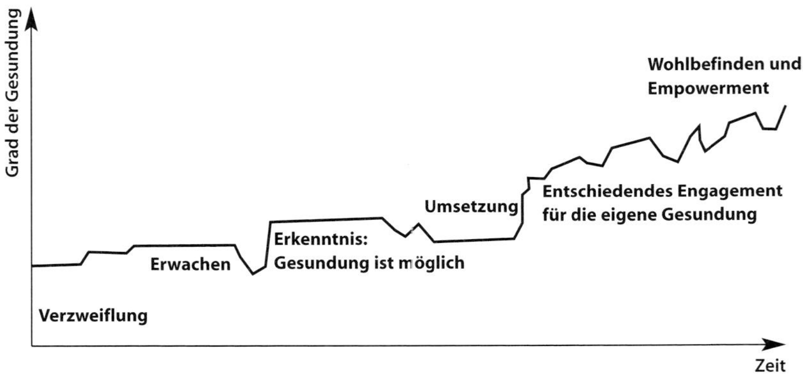

Gesundungswege, darauf legen die Autoren dieses Modells Wert, verlaufen nicht linear. Ähnlich wie bei einer Bergwanderung kann es rauf und runter gehen. Dieses Modell verdeutlicht, wie viele verschiedene Schritte für einen Gesundungsweg erforderlich sind. Beispielsweise braucht der Betroffene Hoffnung und eine positive Vorstellung von einer veränderten Situation, um von der Phase der Verzweiflung zur Phase des Handelns zu gelangen. Warum sollte er sonst überhaupt handeln? Wichtig finde ich außerdem: Die Überzeugung, dass Gesundung wirklich möglich ist, kann nicht gleich am Anfang des Gesundungsweges stehen. Dieses sichere Gefühl kann sich erst im Laufe der Zeit und nach vielen gesammelten Erfahrungen entwickeln. Und: Viele dieser Schritte sind nach außen hin nicht sichtbar, da der Betroffene sein *Verhalten* zunächst nicht ändert. Handeln kann nicht am Anfang des Prozesses stehen, als viel zu gefährlich werden zu dieser Zeit Veränderungen erlebt. Deshalb sind erste Gesundungsschritte häufig auch von außen gar nicht zu erkennen: Da mag der betroffene Mensch weiterhin antriebsarm wirken, aber in seinem Innern findet

trotzdem eine Auseinandersetzung statt, die irgendwann neue Zuversicht und Handeln möglich macht. Das Reifen von Entschlüssen und Überzeugungen findet zunächst im Verborgenen statt.
Für diese Dynamik sensibel zu sein ist eine wichtige Aufgabe von Fachpersonen. Sonst stehen sie in der Gefahr, auf betroffene Menschen zum falschen Zeitpunkt Druck auszuüben oder selbst in Resignation zu verfallen.

Bedeutung von Hoffnung

Besonders hervorgehoben wurde von Betroffenen, wie wichtig Hoffnung und die Förderung von Hoffnung für den Gesundungsprozess ist. Jemand handelt erst dann, wenn er Hoffnung auf Veränderung sieht, andernfalls wird er passiv bleiben und sich in sein Schicksal fügen. Diese Menschen betonen, wie hilfreich Personen ihrer Umgebung waren, die an sie geglaubt haben, die die Hoffnung nicht verloren haben und ihnen damit eine Art »stellvertretende Hoffnung« vermitteln konnten. Fachpersonen sollten sich darüber im Klaren sein, dass ihre Hoffnung etwas zählt. Wenn sie die Hoffnung auf Veränderung bei ihren Klienten aufgeben, dann ist vielleicht das letzte Quäntchen Hoffnung verloren.
Wie aber sähe eine Haltung von »vernünftigem Optimismus« aus anstelle von demoralisierendem Pessimismus? Sie wäre zunächst einmal an der Realität ausgerichtet, sollte allerdings aus ethisch-therapeutischen Gründen ein kleines bisschen positiver ausfallen, eben offen für Möglichkeiten sein. Sie dürfte nicht unrealistisch positiv sein und würde nichts versprechen. Andernfalls entstünden eben doch »falsche« Hoffnungen, die wiederum demoralisierend wirken können, wenn sie sich als unerfüllbar erweisen.

Diagnostische Prognosen

Die Geschichte der psychiatrischen Prognosen ist nicht nur eine Geschichte von Fehleinschätzungen, sondern auch eine des demoralisierenden Pessimismus. Ein Beispiel ist die Behauptung von Emil Kraepelin, die Schizophrenie führe zu einer »vorzeitigen Verblödung«, oder auch die bis in die siebziger Jahre aufrechterhaltene Einschätzung, die Schizophrenie nehme meistens einen negativen Ausgang. Aber auch in der Gegenwart ist dieser Pessimismus verbreitet, etwa in der Form, Borderline-Patienten seien nicht behandelbar.

Betroffene wehren sich zu Recht gegen individuelle negative Prognosen wie: »Sie werden nie wieder arbeiten können« oder »Sie werden bis zum Ende Ihres Lebens Medikamente nehmen müssen«. Prognosen basieren auf statistischen Wahrscheinlichkeiten. Damit lässt sich für den Einzelfall nie eine sichere Einschätzung abgeben. Es ist fachlich unsinnig und menschlich verwerflich, etwa einer jungen, erstmalig an einer Psychose erkrankten Schauspielerin zu sagen, sie werde nie wieder auf einer Bühne stehen können, oder einer Psychologie-Studentin mit Panikattacken vorzuschlagen, ihr Studium abzubrechen, da sie mit ihrer Erkrankung nie psychotherapeutisch werde arbeiten können. Betroffene merken sich solche Einschätzungen nur zu gut. Immer wieder treffe ich auf Menschen, denen vor zehn oder vielleicht schon vor zwanzig Jahren eine solche Prognose gestellt wurde und die diese bis heute nicht vergessen konnten. Traumatisch haben sich solche Einschätzungen manchmal in das Gedächtnis eingebrannt, so stark, dass die Betroffenen die damaligen Worte des Behandlers noch im Wortlaut wiedergeben können.

Gesundung, so zeigen Studien und Betroffenenberichte, kann nur gelingen, wenn die Fähigkeiten der Betroffenen hinreichend wahrgenommen und gewürdigt werden, wenn Wahlmöglichkeiten bestehen und Selbstbestimmung ermöglicht wird. Empowerment und Gesundung sind eng miteinander verwoben.

Ressourcenorientiert arbeiten

Der Begriff »Ressource« ist seit geraumer Zeit in aller Munde und fehlt in kaum einem Leitbild psychiatrischer Einrichtungen. Viele Betroffene machen allerdings nach wie vor die Erfahrung, dass in psychiatrischen Institutionen weiterhin eher defizitorientiert gedacht und gehandelt wird, dass Betroffene auf ihre Krankheit reduziert werden und dass viel zu wenig nach dem gefragt wird, was in ihrem Leben gut gelingt und wo ihre Stärken liegen. Professionelle psychiatrische Arbeit sieht sich also mit einem Widerspruch zwischen Selbstverständnis und Wahrnehmung durch die Nutzerinnen und Nutzer konfrontiert.

Ressourcenorientiert zu arbeiten bedeutet nicht, Defizite zu verleugnen. Klienten kommen auf Grund ihrer Defizite zu uns und nicht auf Grund ihrer Fähigkeiten. Klienten wollen auch mit ihren Schwierigkeiten und Problemen gesehen werden. Wer ein »Ich komme morgens nicht aus dem Bett und bin dann den ganzen Tag unzufrieden« umdeutet in »Sie schaffen es, sich gut und lange zu entspannen«, der nimmt das Leid der Klienten nicht ernst. Defizite sind auch in einer ressourcenorientierten Arbeitsweise Thema, aber eben nicht ausschließlich. Wer einem Menschen helfen möchte, seine Probleme zu lösen, dem bleibt gar nichts anderes übrig, als sich mit seinen Fähigkeiten zu beschäftigen. Ohne Fähigkeiten lassen sich keine Probleme lösen. Daher ist es unsinnig, dem Problem mehr Aufmerksamkeit zu schenken als den Fähigkeiten, die zur Lösung notwendig sind. Ressourcenorientiert zu arbeiten bedeutet mithin, die Schwierigkeiten und die Fähigkeiten genaustens zu betrachten und dem Klienten zu helfen, jene Fähigkeiten wahrzunehmen und einzusetzen, die zur Lösung des Problems hilfreich sein könnten.

Im psychiatrischen Alltag zeigt sich eine defizitorientierte Arbeitsweise in vielen Abläufen: Im Aufnahmegespräch einer Klinik wird der Patient nur zur Krankheitsanamnese und Symptomatik befragt. In der Teambesprechung eines Wohnheims werden nur Bewohner besprochen, bei denen es aktuell Schwierigkeiten gibt. Das Formular einer Pflegeplanung ist so aufgebaut, dass die Ressourcen eines Patienten als letzter Punkt erhoben werden und dass kaum Platz dafür vorgesehen ist. Der Sozialhilfeträger verlangt im Rehabilitationsplan eine ausführliche Schilderung der Defizite; werden auch Fähigkeiten angegeben, so besteht die Gefahr, dass die Kostenübernahme abgelehnt wird.

Aber auch ressourcenorientiertes Arbeiten ist im Alltag vielfach zu erkennen: In Tagesstätten, Werkstätten oder Reha-Einrichtungen werden die spezifischen Fähigkeiten der Klienten gezielt gefördert. Es gibt Berufsgruppen, die besonders ressourcenorientiert arbeiten, Ergo- und Arbeitstherapeuten beispielsweise. Sie sind geradezu zur Ressourcenorientierung gezwungen, da sie über Tätigkeiten in Kontakt mit dem Klienten stehen und gemeinsam mit ihm arbeiten, was immer ein Aktivieren von Fähigkeiten bedeutet. Umgekehrt stehen andere Berufsgruppen in der Gefahr einer eher defizitorientierten Wahrnehmung. Dies gilt beispielsweise für Ärzte, deren Aufgabe es unter anderem ist, eine psychiatrische Diagnose zu stellen. Wer diagnostiziert, legt seine Aufmerksamkeit bewusst auf Defizite und Symptome, denn aus dem gemeinsamen Vorhandensein bestimmter Symptome ergibt sich erst die Diagnose.

Je genauer wir den Blick auf das Verhalten oder die psychischen Schwierigkeiten von Menschen richten, je schwieriger wird es, Ressourcen und Defizite voneinander zu trennen. Letztlich gibt es überhaupt kein Defizit oder keine Ressource »an sich«, sondern das Verhalten eines Menschen wird erst in Beziehung zu einer Situation zu einem Problem oder zu einer Kompetenz. Ein zwanghafter Persönlichkeitszug etwa kann bei einer Sicherheitsfirma zu den Einstellungsvoraussetzungen gehören, in der Partnerschaft aber zu massiven Problemen führen. Vieles von dem, was wir heute als Defizit bezeichnen, galt in anderen Zeiten nicht als Defizit, sondern als normal oder eventuell sogar als Stärke. Auch stellt sich die Frage,

wer ein Defizit als Defizit oder eine Ressource als Ressource definiert. Ist es die Fachperson oder der Betroffene selbst oder vielleicht sein soziales Umfeld?
Viele psychiatrische Symptome erscheinen uns heute als Defizite, bei genauerem Hinsehen stellen sie sich aber als sinnvolle Bewältigungsstrategien und Überlebensmechanismen heraus, sind also sogar Ausdruck von Ressourcen. Sozialer Rückzug etwa kann vor überhand nehmenden Sinnesreizen schützen, Selbstverletzungen können unerträgliche innere Spannungszustände abbauen oder gar anstelle eines Suizidversuchs eingesetzt werden. Diese Sichtweise ist für eine ressourcenorientierte Arbeit wichtig. Es geht nämlich darum, aktuelles Verhalten und Erleben nicht nur »wegzumachen«, zu verändern, sondern zunächst auch zu würdigen und als sinnhaft zu verstehen. Das erst ist die Voraussetzung, um Klienten nicht als »Mängelwesen« zu sehen, sondern die überall durchscheinenden Selbstheilungskräfte und Selbsthilfestrategien wahrzunehmen und daraus eine ressourcenorientierte Haltung zu gewinnen.
Ressourcenorientierte Arbeit zeigt sich sowohl in der professionellen Haltung, in der institutionellen Atmosphäre und in den genutzten Techniken:

- Wie können wir uns eine Haltung bewahren, aus der heraus wir den Glauben an die Fähigkeiten unserer Klienten nie aus den Augen verlieren, auch bei langzeitkranken Menschen oder bei Klienten, bei denen sich gegenwärtig keine Fortschritte zeigen?
- Wie können wir eine Atmosphäre schaffen, in der Ressourcen genutzt werden und Wachstum gelingen kann?
- Wie können wir den Klienten helfen, ihre eigenen Fähigkeiten und äußeren Ressourcen wieder wahrzunehmen, zu würdigen und zu nutzen?

Eine ressourcenorientierte Arbeitsweise tut Klienten wie Mitarbeitern gut. Für Mitarbeitende bedeutet sie häufig mehr Freude bei der Arbeit, außerdem bildet sie eine wichtige Burn-out-Prophylaxe. Burn-out ist oft die Folge einer an Defiziten orientierten Arbeit – beispielsweise werden in Teambesprechungen häufig viele Stunden mit den wenigen aktuell schwierigen Klienten verbracht und manchmal noch nicht einmal wenige Minuten für gegenwärtige positive Entwicklungen. Wer über Jahre so arbeitet, der wird zunehmend entmutigt, weil er zu wenig Erfolge seiner Arbeit wahrnimmt.

Warum arbeiten wir überhaupt defizitorientiert?

Der erste Schritt einer verstärkt ressourcenorientierten Arbeit besteht darin, anzuerkennen, wie defizitorientiert im psychiatrischen Alltag häufig gearbeitet wird. Es gibt verschiedene Gründe für diesen defizitorientierten Arbeitsstil:

- Nicht nur die Psychiatrie ist defizitorientiert, sondern unsere ganze Gesellschaft.

  Wir leben in einem der reichsten Länder der Welt und doch vermittelt ein Blick in die Tageszeitungen oder die Abendnachrichten eher den Eindruck, wir wüssten bald nicht mehr, wovon wir unser Brot bezahlen sollen. Als Mitglieder dieser Gesellschaft sind psychiatrisch Tätige in der Regel auch defizitorientiert sozialisiert. Das betrifft natürlich nicht nur die Defizite der Klienten, sondern in besonderem Maße auch die eigenen Defizite, die der eigenen Kinder, des Partners, der eigenen Arbeitssituation und so weiter.
- Wir müssen unsere Klienten für unsere Geldgeber »krankdenken«. Defizite sind die Eintrittskarte für professionelle Hilfeleistungen. Ohne Defizite beim Klienten bezahlt niemand die professionelle Hilfe. Geldgeber verlangen die differenzierte Beschreibung von Defiziten. Das schärft entsprechend den professionellen Blick dafür. Gerade in den letzten Jahren hat sich der Trend zum »Krankdenken« verstärkt. Beispielsweise ist ein Grund für die Zunahme von Doppeldiagnosen schlicht die Tatsache, dass Geldgeber dann eher bereit sind, eine professionelle Maßnahme zu finanzieren oder zu verlängern.

- Wir verallgemeinern ausgehend von unseren Klienten in akuten Krisensituationen bzw. von langzeitkranken Menschen auf alle Betroffenen.
  Getreu dem Motto »Aus den Augen, aus dem Sinn« wird unsere Einschätzung psychischer Erkrankungen verständlicherweise von jenen Menschen geprägt, mit denen wir im Alltag zu tun haben. Das sind aber entweder Menschen in akuten Krisensituationen oder langzeitkranke Menschen. So sinkt bei professionell Tätigen oftmals die Wahrnehmung für positive Verläufe oder für die letztlich doch gar nicht so schlechte Prognose einer psychischen Erkrankung.
- Die Psychiatriegeschichte hat ihre Spuren hinterlassen.
  Ressourcenorientierte Arbeit ist im psychiatrischen Bereich eine sehr junge Haltung. Über Jahrhunderte hinweg wurden psychisch kranke Menschen nur als Defizitwesen gesehen, ihnen wurde nichts zugetraut und wenig zugebilligt. Die fälschliche Annahme von Emil Kraepelin, die Schizophrenie führe zu einem vorzeitigen Abbau des kognitiven Leistungsvermögens, ist Ausdruck hiervon und nur ein Beispiel der defizitorientierten Psychiatriegeschichte.

Diese Liste erhebt keinen Anspruch auf Vollständigkeit. Ich möchte damit lediglich zeigen, dass es viele verschiedene Gründe für den defizitorientierten Arbeitsstil psychiatrischer Institutionen gibt und dass dieser Arbeitsstil sehr tief verankert ist. Er lässt sich nicht durch neu formulierte Leitbilder ändern, sondern nur durch eine sehr ehrliche und mutige Selbstwahrnehmung professionell Tätiger und durch einen allmählichen, prozesshaften Wandel.

Selbstverständlich gibt es auch beim professionell Tätigen ganz persönliche Hindernisse für eine ressourcenorientierte Arbeit, die viel mit der Lebensgeschichte oder der aktuellen Situation zu tun haben. Beispielsweise fällt eine ressourcenorientierte Arbeit vor allem mit jenen Klienten schwer, die uns aus welchen Gründen auch immer unsympathisch sind. Bei Menschen, denen gegenüber wir mit einer negativen Gegenübertragung reagieren, sehen wir eher Defizite als Fähigkeiten oder stellen eine negative Prognose. Ähnliches gilt für unsere eigenen Stimmungen: Sind wir selbst in einer negativen Stimmung, dann nehmen wir häufig auch unsere Klienten negativ wahr. Solche persönlichen Hindernisse sollten uns bewusst sein. Dann wird es möglich, zu entscheiden, welches Teammitglied am besten mit welchem Klienten arbeitet. Bei Mitarbeitern psychiatrischer Institutionen ist immer wieder ein hoher Grad an Burn-out zu beobachten, der dann oft zu einer eher defizitorientierten Wahrnehmung und einem defizitorientierten Arbeitsstil führt. Das wiederum erhöht das Burn-out-Risiko, da Erfolge weniger wahrgenommen und gewürdigt werden.

Was sind Ressourcen?

Es gibt eine Vielzahl menschlicher Ressourcen und zu oft sind sie uns als psychiatrisch Tätige nicht bewusst. Um uns im Alltag an Ressourcen orientieren zu können, helfen einige gezielte Fragen: Welche Ressourcen des Klienten kenne ich bereits und welche Lebensbereiche betreffen sie? Über welche Bereiche habe ich hingegen kaum Informationen? Was würde ich gerne wissen, wonach sollte ich den Klienten beim nächsten Mal fragen? Was hält er selbst für seine Stärken?

Sinnvoll ist zunächst die Unterscheidung zwischen äußeren und inneren Ressourcen.

⟵ Äußere Ressourcen

Äußere Ressourcen beziehen sich entweder auf soziale Kontakte oder auf materielle Möglichkeiten. Ein Freund kann so eine Ressource sein oder eine Nachbarin, mit der man regelmäßig redet oder die bei Abwesenheit die Blumen gießt. Besonders zu erwähnen sind hier Familienmitglieder, die auch dann noch zu dem Betroffenen stehen, wenn viele andere Bekannte ihren Kontakt bereits abgebrochen haben. Beispiele für eher materielle Ressourcen sind finanzielle Rücklagen oder eine angemessene Rente, eine Wohnung, in der sich jemand wohl fühlt,

Dinge, die eine besondere Bedeutung haben wie eine CD-Sammlung, ein Auto und der Führerschein.

Innere Ressourcen

Innere Ressourcen sind Fähigkeiten und Eigenschaften der Person, die ihn unterstützen und ihm hilfreich sein können. Beispiele sind etwa Interessen eines Menschen wie die Freude an der Musik, Hobbys, also Dinge und Tätigkeiten, die ihm Spaß machen. Ebenso gehören intellektuelle Fähigkeiten, Sprachkenntnisse, wichtige positive Erfahrungen und Erinnerungen dazu, ebenso Humor, ein sympathisches Auftreten oder eine gute Introspektionsfähigkeit.

All die oben genannten Fähigkeiten und äußeren Ressourcen helfen niemandem, wenn er nicht weiß, warum er sie überhaupt einsetzen soll. Warum lohnt es sich für mich, weiter zu leben? Aus welchem Antrieb heraus werde ich überhaupt aktiv? Durch was erlebe ich mein Leben als lebenswert? Was gibt es, für das sich mein Engagement lohnt?

Was ich hier »Quelle« nenne, könnte auch als Sinn oder Bedeutsamkeit bezeichnet werden, wie dies Aaron Antonovsky in seinem Salutogeneseansatz getan hat (Antonovsky 1997). Hierunter sind Erfahrungen tiefer Freude und Verbundenheit mit sich selbst zu fassen, ebenso spirituelle Erfahrungen oder eine als sinnhaft erlebte Tätigkeit. Was ist jemandem wirklich wichtig im Leben? Für viele Menschen sind das beispielsweise der Lebenspartner oder die Kinder: »Wenn ich nicht für meine Tochter da sein müsste, hätte ich mir schon längst das Leben genommen«, so kann man psychisch Kranke immer wieder sagen hören.

Meistens wissen Fachpersonen relativ viel über externe, weniger aber über innere Ressourcen und kaum etwas über die »Quelle«. Ein Gespräch über innere Ressourcen setzt in der Arbeit Vertrautheit und Vertrauen voraus, und das gilt noch verstärkt für das Sprechen über die Quelle. Fachleute, die aufsuchende Arbeit machen, haben es hier deutlich leichter als etwa Mitarbeiter stationärer Einrichtungen. In der Wohnung des Betroffenen sagen Einrichtungsgegenstände, Fotos, Andenken usw. viel über die Fähigkeiten des Klienten aus und ein Gespräch darüber ist dort viel leichter möglich als im Patientenzimmer einer psychiatrischen Klinik.

Ein ressourcenorientiertes Klima schaffen

Wer ressourcenorientiert arbeiten möchte, der braucht Kriterien, um feststellen zu können, ob er auf dem richtigen Weg ist. Diese Kriterien für einen ressourcenorientierten Arbeitsstil sollen möglichst konkret und alltagsnah sein, nur so können sie in der täglichen Arbeit genutzt werden. Nicht nur professionell Tätige, sondern natürlich auch Betroffene und Angehörige stehen in der Gefahr, immer wieder einem defizitorientierten Blick zu verfallen. Alltagsnahe Kriterien helfen professionell Tätigen dabei, eine erhöhte Sensibilität dafür zu entwickeln, ob und wie ressourcenorientiert gearbeitet wird. Die folgenden Punkte, angelehnt an eine Aufstellung von M. Hermer (2001), scheinen mir hilfreich:

- Sie lachen gemeinsam mit Ihrem Patienten.
- Sie wissen viel über Interessen, Stärken, soziale Netzwerke und wichtige positive Erfahrungen des Patienten.
- Sie wissen, worauf Ihr Patient stolz ist.
- Sie wissen, was Sie an Ihrem Patienten bewundern bzw. wovor Sie großen Respekt haben.
- Sie sprechen im Team häufiger von günstigen Prognosen als von schwierigen Patienten.
- Es gibt Gespräche, in denen kaum über Probleme gesprochen wird.
- Sie geben dem Patienten in der Begegnung mit Ihnen die Chance, von etwas mehr Ahnung zu haben als Sie selbst.
- Sie fühlen sich am Ende der Stunde eher gestärkt als »geschlaucht«.

Umgekehrt lassen sich natürlich auch Kriterien für einen eher defizitorientierten Arbeitsstil finden, etwa wenn Mitarbeitende kaum etwas über die Fähigkeiten ihrer Klienten wissen, keine Hoffnung auf positive Veränderung beim Klienten haben oder wenig Freude am Kontakt mit dem Klienten empfinden. Auch das Übernehmen von Aufgaben, die der Klient selbst bewältigen könnte, zeigt einen defizitorientierten Arbeitsstil.

SELBSTREFLEXION → **Woran erkennen Sie selbst in Ihrem Arbeitsalltag, dass sie gerade ressourcenorientiert arbeiten?**

Ressourcenorientierte Fragen

Vor allem in der systemischen und lösungsorientierten Therapie werden häufig ressourcenorientierte Fragen eingesetzt. Ziel dieser Fragen ist es, den Blick des Klienten zu weiten für seine Fähigkeiten, für Ausnahmen und für Gelingendes in seinem Leben. Häufig zielen sie auch darauf ab, beim Klienten eine »Verstörung« zu bewirken, die dadurch erreicht wird, dass die Frage in dieser Form nicht erwartet wurde. Beispielsweise wird der Klient gefragt: »Wann haben Sie das Problem nicht?« Er ist es möglicherweise gewöhnt, im Rahmen einer psychiatrischen Anamnese zu allen Einzelheiten seines Problems befragt zu werden: »Wann ist es besonders stark?«, »Wie äußert sich die Depression ganz genau?«, »Ist es morgens schlimmer oder abends?« usw. Wenn der Klient nun danach befragt wird, wann sein Problem nicht auftritt, dann richtet er seine Wahrnehmung verstärkt auf die Ausnahmen und damit teilweise schon auf die Lösung. Denn wenn es gelingen würde, die Ausnahme auszuweiten, zur Regel werden zu lassen, dann wäre das Problem ja gelöst.

Beispiele für solche ressourcenorientierten Fragen sind folgende (angelehnt an Weiss / Haertel-Weiss 1995):

- Wann haben Sie das Problem nicht?
- Was ist der Unterschied zwischen Situationen, in denen das Problem existiert, zu solchen, in denen es nicht vorkommt?
- Was müsste geschehen, damit die Ausnahmen häufiger werden?
- Woran würden Sie merken, dass es Ihnen besser geht?
- Woran würde es Ihre Umgebung bemerken?

- Die Wunderfrage: Stellen Sie sich vor, es geschieht ein Wunder und Ihr Problem ist verschwunden. Woran bemerken Sie und Ihre Umgebung das genau?
- Was haben Sie schon alles getan, um Ihr Problem zu lösen, bevor Sie zu mir gekommen sind?
- Wie stellen Sie es an, dass Ihr Problem nicht noch größer wird?
- Wie sind Sie aus der letzten Krise wieder rausgekommen?
- Was haben Sie selbst dazu beigetragen?

Solche Fragen müssen im Alltag mit Bedacht eingesetzt werden. Sie dürfen keinesfalls zur Technik werden und dürfen auch nicht ausschließlich eingesetzt werden. Vor allem sind sie sehr auf den jeweiligen Patienten und seine aktuelle Situation abzustimmen. Andernfalls passiert das, was oft passiert: Klienten verstehen die Fragen entweder gar nicht, denn all diese Fragen setzen eine hohe kognitive Flexibilität und ein gewisses Maß an Abstand vom eigenen Problem voraus, oder Klienten fühlen sich mit ihren Problemen nicht hinreichend ernst genommen und finden, dass ihre Probleme bagatellisiert werden. Das wiederum kann zu einem Teufelskreis führen: Mitarbeitende wollen ressourcenorientiert arbeiten und stellen dazu ressourcenorientierte Fragen oder betonen die Ressourcen des Klienten; der Klient hingegen fühlt sich mit seinem Problem nicht gesehen und betont sein Problem in der Hoffnung, dann vom professionell Tätigen damit wahrgenommen zu werden. Dies wiederum bestätigt die Fachperson in ihrer Überzeugung, der Klient sei nur defizitorientiert und brauche dringend eine ressourcenorientiertere Wahrnehmung. Und so weiter.

Neben diesen ressourcenorientierten Fragen der systemischen Therapie gibt es natürlich zahlreiche sehr leicht verständliche und alltagsnahe Fragen, die ein Gespräch über Fähigkeiten, Interessen, positive Ereignisse usw. einleiten können. Diese Fragen werden im Alltag vielfach benutzt, geraten aber in Stresssituationen immer wieder in Vergessenheit. Daher seien sie hier als Erinnerungshilfe noch mal erwähnt:

- Wann haben Sie zum letzten Mal gedacht: Jetzt wird alles wieder besser?
- Wann haben Sie sich in letzter Zeit gut gefühlt?
- Wann ging es Ihnen das letzte Mal nicht ganz so schlecht?
- Was können Sie besonders gut?
- Worauf sind Sie stolz?
- Welche Hobbys haben Sie? Welche Hobbys hatten Sie früher?
- Von welchem dieser Hobbys haben Sie schon mal überlegt, es wieder aufzunehmen?
- Was macht Ihnen Spaß? Was hat Ihnen früher Spaß gemacht?
- Was war Ihr schönstes Erlebnis in letzter Zeit? Was war Ihr schönstes Erlebnis in Ihrem Leben?
- Zu welcher Tageszeit geht es Ihnen am besten?
- Was würden Sie gerne mal wieder erleben? Wie war das damals für Sie, als Sie das getan haben?
- Welches war die beste Zeitspanne in Ihrem Leben?
- Was ist Ihnen in dieser Zeit alles gelungen?

Auch diese Fragen dürfen nicht routinemäßig eingesetzt werden, sondern müssen auf den jeweiligen Klienten und seine aktuelle Situation abgestimmt sein. Beispielsweise verbieten sich ressourcenorientierte Fragen bei schwer depressiven Klienten. Menschen in einer schweren Depression sind auf Grund ihrer Erkrankung nicht in der Lage, positive Aspekte ihres Lebens wahrzunehmen und zu würdigen, obwohl es sie natürlich auch bei ihnen gibt. Bei dieser Klientengruppe ist es eher wichtig, das depressive Erleben mitzutragen und zunächst eine »stellvertretende Hoffnung« aufrechtzuerhalten.

Viele Menschen haben Schwierigkeiten, von ihren Fähigkeiten zu berichten oder Lob anzunehmen. Das gilt selbstverständlich nicht nur für Klienten, sondern fast für jeden Menschen. Aufgewachsen mit dem Ausspruch »Eigenlob stinkt« fällt es uns viel leichter, von unseren Problemen zu berichten als von unseren Qualitäten und Erfolgen. Entsprechend sind

Klienten manchmal sogar beschämt, wenn von ihren Fähigkeiten gesprochen wird, schauen dann verlegen zu Boden und betonen schnell andere Defizite. Manchmal ist es mit Klienten möglich, über diesen menschlichen Zug zu sprechen, mit etwas Selbstoffenbarung durch den professionell Tätigen geht das meistens leichter.

Neben ressourcenorientierten Fragen gibt es eine ganze Reihe weiterer Techniken und Methoden, die hilfreich sind, um Ressourcen wieder wachzurufen und zu fördern. Anwendbar sind unter anderem biografische Ansätze, die versuchen, die oftmals auf Pathologie und Probleme reduzierte Sicht des eigenen Lebens und der Lebensgeschichte zu korrigieren, indem andere Erfahrungen bewusster wahrgenommen werden.

⟵ Freudenbiografie

Von der jungianischen Psychotherapeutin V. Kast (1999) wurde die so genannte »Freudenbiografie« in die therapeutische Arbeit eingeführt. Gezielt werden Lebenssituationen gesucht, die für den Betroffenen von besonderer Freude/Zufriedenheit geprägt waren. Das können Situationen aus dem Erwachsenenleben, aber auch aus der Kindheit sein. Durch die Schilderung solcher Situationen wird das Gefühl der Freude aktiviert und der Klient kann positive Erfahrungen wieder mehr würdigen. Sowohl im Einzelkontakt wie auch in Gruppen habe ich gute Erfahrungen damit gesammelt. Hilfreich können manchmal auch imaginative Übungen sein, in denen Klienten an positive Orte oder positive Situationen zurückgeführt werden. Wichtig ist es, die Auslöser von Freude in der eigenen Lebensgeschichte zu finden. So können Situationen bewusster herbeigeführt werden, die Freude hervorrufen.

⟵ Kompetenzdialog

Was der Kurzzeittherapeut S. de Shazer (2003) »Kompetenzdialog« nennt, ist der Versuch, vorhandene Kompetenzen und ein aktuelles Problem so zusammenzubringen, dass die Kompetenzen für die Lösung des Problems genutzt werden. Zunächst wird erarbeitet, wie das Ziel des Betroffenen aussieht. Ziele sollten kleine Schritte in Richtung der angestrebten Veränderung beinhalten. Sie sollten erreichbar, konkret und positiv formuliert sein. Es wird also nicht beschrieben, was im eigenen Leben verschwinden soll, sondern der angestrebte Zustand wird genau dargestellt. Ein berenteter Klient äußert beispielsweise den Wunsch, wieder einer sinnvollen Tätigkeit nachzugehen. Im zweiten Schritt werden dann lebensgeschichtliche Ressourcen gesammelt, die für das Ziel von Bedeutung sein können. So könnte zusammengetragen werden, welche Tätigkeiten der Klient in seinem Leben bisher als sinnhaft und ausfüllend erlebt hat. Die Biografie wird also nicht unter dem klassischen Defizitblick betrachtet, sondern nach Situationen des »Lebensgelingens« (Herriger 2002) durchsucht. Der letzte Schritt bringt aktuelle Wünsche und positive lebensgeschichtliche Erfahrungen zusammen und fragt danach, welche Erfahrungen für die aktuelle Zielerreichung genutzt werden könnten.

MERKE → **Die erarbeiteten Ziele sollten erreichbar und konkret sein.**

Ressourcenorientierung als Haltungsfrage

Ressourcenorientierte Arbeit ist aber nicht in erster Linie eine Frage der Technik, sondern der Haltung. Wie können Fachpersonen betroffenen Menschen gegenüber eine Haltung einnehmen, die sich der verschütteten und aktuellen Fähigkeiten des Klienten ebenso bewusst bleibt wie seinem Potenzial für Wachstum und Gesundung?

Eine ressourcenorientierte Haltung mag leicht erreichbar scheinen, ist sie aber nicht, wie sich vor allem in der Arbeit mit langzeitkranken Menschen zeigt. Gelingt es Fachpersonen, eine ressourcenorientierte Haltung einzunehmen, dann spüren Klienten das an einer bestimmten Atmosphäre innerhalb der Einrichtung oder in ihrem Kontakt mit den Mitarbeitenden. Eine wachstumsorientierte Atmosphäre zeichnet sich dadurch aus, dass Menschen sich dort wohl fühlen, ihr Potenzial einbringen und nicht bewertet, sondern in ihrer Würde geachtet werden. Ein Setzling kann nur wachsen, wenn er gute Bedingungen vorfindet wie genügend Wasser und Licht. Dasselbe gilt natürlich für uns Menschen, seien das wir Mitarbeiter oder auch unsere Klienten. Viele psychiatrische Einrichtungen sind sehr weit von einer wachstumsorientierten Atmosphäre entfernt. So sind viele Kliniken »Orte der Angst für Menschen, die auf Hoffnung angewiesen sind« (WERNER 1999). Wichtig ist zunächst, ein Verständnis dafür zu entwickeln, dass diese innere Haltung, mit der ich dem Klienten begegne, Auswirkungen auf unsere Beziehung und auch auf seinen Gesundungsverlauf hat. Die Forschung zur Gesundung bei schweren psychischen Erkrankungen zeigt, dass gerade Hoffnung einer der zentralen Faktoren ist, der über eine mögliche Gesundung entscheidet. → Recovery, Seite 125 ff.

MERKE → Ressourcenorientierte Arbeit zeigt sich auf drei Ebenen: Die *Haltung* der Fachpersonen ist ressourcenorientiert. Sie setzen *Methoden* ein, um den Klienten dabei zu helfen, ihre Ressourcen wahrzunehmen und zu nutzen, und sie schaffen in ihren Institutionen eine *Atmosphäre*, in der Wachstum der Betroffenen möglich wird.

Bei vielen Mitarbeitenden in psychiatrischen Einrichtungen ist eine berufliche Prägung zu beobachten, die sich in einer resignativen Grundhaltung ihren Klienten gegenüber ausdrückt. Da Fachpersonen entweder mit langzeitkranken Menschen oder mit Menschen in akuten Krisen zu tun haben, sind sie in der Gefahr, die positiven Entwicklungen nicht wahrzunehmen. Das liegt nahe, denn psychisch kranke Menschen, denen es gut geht oder denen es wieder besser geht, suchen ja nicht um professionelle Hilfe nach. Professionell Tätige können einiges dafür tun, um sich vor einer resignativen und defizitorientierten Wahrnehmung zu schützen. Dabei finden manche Einrichtungen sehr kreative Lösungen, wie die nachfolgenden Beispiele zeigen.

BEISPIEL 1 → Ein Team entscheidet, jeweils zu Beginn einer Teambesprechung etwa 15 Minuten für jene Klienten zu verwenden, denen es gerade gut geht oder bei denen positive Entwicklungen eingetreten sind.

BEISPIEL 2 → Ein Chefarzt einer Klinik entscheidet, dass keiner seiner Mitarbeiter nur stationär arbeiten darf, sondern alle Mitarbeiter, egal welcher Berufsgruppe, im Rahmen der Institutsambulanz einige Klienten auch ambulant weiterbetreuen sollen. So wird eine ressourcenorientierte Wahrnehmung gefördert, da die Mitarbeitenden die Klienten nicht nur in akuten Krisen, sondern auch in gesunden Phasen erleben.

BEISPIEL 3 → In einer Tagesklinik werden alle ehemaligen Patienten sechs Monate nach Entlassung zu einem Gespräch eingeladen. Dort erfahren die Mitarbeitenden dann, welche Entwicklungen sich in der Zwischenzeit bei den Patienten ergeben haben und wie sie im Rückblick die Behandlung in der Tagesklinik beurteilen. So wird ein Defizitblick der Fachpersonen vermieden und die Einrichtung erhält ein Feedback über ihr Behandlungsangebot. Mit den Patienten wird schon im Entlassungsgespräch dieser Nachbesprechungstermin vereinbart, und obwohl die Klinik die ehemaligen Patienten nicht nochmals einlädt, erscheinen fast alle Patienten zum Nachbesprechungstermin.

Selbstbestimmung fördern und ermöglichen

Selbstbestimmung ist in unserer Kultur ein sehr wichtiges und in seiner Bedeutung weiter zunehmendes Gut. Auch wenn dieser Trend bereits über mehrere Jahrhunderte hinweg zu beobachten ist, so hat er doch gerade in den letzten Jahrzehnten auch im Medizinbereich eine deutliche Stärkung erfahren. Zahlreiche Untersuchungen zeigen, dass sich Menschen der westlichen Welt dann aktiver verhalten, Krisen und Krankheiten besser bewältigen und sich wohler fühlen, wenn sie über zentrale Bereiche ihres Lebens selbst entscheiden können. Patienten wollen mehr und mehr mitbestimmen, was die Art und Weise ihrer Behandlung betrifft. Sie wollen ihrem Arzt nicht länger die alleinige Entscheidung überlassen und haben oftmals auch das dazu nötige Vertrauen verloren. Das gilt offenbar auch für immer mehr psychiatrieerfahrene Menschen.

Lange Zeit wurde psychiatrischen Klienten wie wohl kaum einer anderen gesellschaftlichen Gruppe das Recht auf Selbstbestimmung abgesprochen. Begründet wurde dies damit, dass Klienten auf Grund ihrer Erkrankung nicht zu einer selbstbestimmten Entscheidung in der Lage seien. Eine Behandlungsverweigerung wurde (und wird auch heute noch) zu oft als Anzeichen für eine so genannte Krankheitsuneinsichtigkeit (mangelnde Compliance) und eine fehlende Entscheidungsfähigkeit interpretiert. Doch auch hier vollzieht sich ein Wandel: Die Psychiatrie stellt sich, wenn auch langsam, dem zunehmenden Selbstbestimmungsbedürfnis seiner Nutzerinnen und Nutzer.

In diesem Kapitel soll es um die Voraussetzungen zur Selbstbestimmung gehen, ebenso wie um einen nutzerorientierten Umgang mit dem Selbstbestimmungs*recht* psychiatrischer Klienten. Selbstverständlich gibt es Grenzen der Selbstbestimmung, wie sie nicht nur psychiatrischen Klienten, sondern allen Menschen auferlegt sind, dennoch werden Selbstverständlichkeiten bis heute vielen psychiatrisierten Patienten abgesprochen.

→ Psychopharmaka, Seite 54

Selbstbestimmung ist ein Recht

So unterschiedlich Menschen sind, so verschieden ist auch der Grad an Mitbestimmung oder Selbstbestimmung, den sie sich wünschen. Längst nicht alle Patienten wünschen sich eine stärkere Selbstbestimmung oder fordern diese gar ein. Heute zeigt sich beispielsweise, dass viele ältere Menschen ein deutlich geringeres Bedürfnis nach Selbstbestimmung haben als die jüngeren Generationen. Das gilt ebenso für viele Menschen aus anderen Kulturen. Daran zeigt sich, dass der starke Wunsch nach Selbstbestimmung sowohl ein kulturhistorisch geprägtes als auch ein eher westliches Bedürfnis darstellt. Wie stark der Wunsch nach Selbstbestimmung ist, hängt auch davon ab, welche Erfahrungen der Betroffene bisher mit dem professionellen Hilfesystem gemacht hat. So wünschen sich etwa bei der Medikation vor allem jene Menschen einen hohen Grad an Selbstbestimmung, die bereits schlechte Erfahrungen mit Medikamenten gemacht haben oder Gewalt und Zwang im Zusammenhang mit Medikamenten erlebt haben (Hamann / Kissling 2005).

Die meisten Klienten nehmen für sich ein bestimmtes Maß an Selbstbestimmung in Anspruch. Dieses auch gesetzlich abgesicherte Recht darf ihnen nicht verwehrt werden, nicht nur in krisenfreien Zeiten, sondern auch während ihrer Krankheitsphasen. Für die Arbeit mit dieser Klientengruppe sind verschiedene Materialien und Verhaltensstandards entwickelt worden, etwa die schriftlichen Absprachemöglichkeiten. → Willensbekundungen, Seite 48

Schwieriger wird es mit der Empowerment-Förderung bei Klienten, die zunächst einmal keinen oder kaum einen Wunsch nach Selbstbestimmung zeigen. Worin besteht dann diese Förderung? Professionell Tätige haben zunächst keine Legitimität, Selbstbestimmung zu fordern oder zu fördern, wenn dies nicht von Klienten gewünscht wird. Aus dem Recht zur Selbstbestimmung darf keine Pflicht werden! In unserer Gesellschaft ist niemand zur Selbstbestimmung verpflichtet, auch psychiatrieerfahrene Menschen nicht. Und doch gibt es viele Klienten, die ihr Recht auf Selbstbestimmung nutzen würden, wenn bestimmte Hindernisse aus dem Weg geräumt wären. Klienten haben durchaus Angst vor ihren eigenen Entscheidungen und den Konsequenzen, oder es fehlt ihnen das Vertrauen, dass ihre Entscheidung wirklich akzeptiert würde. Bei dieser Klientengruppe geht es darum, »ermöglichend« zu arbeiten. Ein Beispiel:

BEISPIEL → Herr Zeh lebt seit 20 Jahren in einem Heim. Er beteiligt sich gerne am abendlichen Kochen, bringt aber nie eigene Vorschläge für Lieblingsspeisen ein. Die Mitarbeiter fragen ihn immer wieder nach seinen Wünschen und zeigen ihm ein Kochbuch, aus dem er auswählen könnte. Herr Zeh lehnt dies allerdings ab, und so entscheiden weiterhin die Mitarbeiter, was gekocht wird, bitten Herrn Zeh jedoch immer um seine Zustimmung. Nach mehreren Jahren stimmt er eines Tages dem Essensvorschlag nicht zu, sondern schlägt ein anderes Gericht vor. Auch in anderen Bereichen gestaltet Herr Zeh plötzlich sein Leben zunehmend selbstbestimmter. Etwas hat sich in ihm verändert.

Das Bedürfnis nach Selbstbestimmung hängt sehr von der jeweiligen Situation ab, in der sich der Betroffene befindet. In einer Studie aus Berlin (Terzioglu 2005) wurde das Verhalten von niedergelassenen Ärzten untersucht, die von schizophenieerkrankten Betroffenen als nutzerorientiert eingeschätzt wurden. Diese Ärzte räumten ihren Klienten nicht das »absolute« Selbstbestimmungsrecht ein. Sie hatten vielmehr ein sehr feines Gespür dafür, wie lange ihre Klienten selbst entscheiden konnten, und achteten dann deren Entscheidungen. Sie waren allerdings auch sensibel dafür, wann ihre Klienten in ihrer Entscheidungsfähigkeit eingeschränkt waren, und übernahmen dann stellvertretend Verantwortung, stets aber nur, solange es unbedingt nötig war. Die Kunst besteht also in der richtigen Balance zwischen Selbstbestimmung und Fürsorge. Fachleute können es sich nicht so einfach machen und von einer paternalistischen Beziehungsgestaltung (»Ich sage dir, was du machen sollst«) zu einer vermeintlich empowermentorientierten Haltung übergehen (»Mach, was du willst«). Diese Haltung ist eben nur vermeintlich empowermentorientiert, letztlich wird der Betroffene aber allein gelassen. Eine Balancierung ist weit schwieriger, denn der professionell Tätige muss seinen Verhaltensstil ständig daraufhin hinterfragen, ob es aktuell sinnvoll ist, welchen Grad an Selbstbestimmung der Klient aktuell wünscht und ab wann Verantwortungsübernahme notwendig ist.

Selbstbestimmung will gelernt sein

Wer bisher in seinem Leben wenig selbst entscheiden durfte, der hat unter Umständen die Fähigkeit zur Selbstbestimmung gar nicht erst erworben. Oder wer lange nicht mehr selbst entscheiden durfte, hat diese Fähigkeit inzwischen verloren. Auch Selbstbestimmung will gelernt sein. Die Fähigkeit dazu erwerben wir durch zahlreiche Lernerfahrungen, durch Versuch und Irrtum, durch Scheitern und Erfolg. Wer diese Lernmöglichkeit nicht oder zu selten hatte, der fühlt sich dann möglicherweise auch bei kleinsten Entscheidungen vollkommen überfordert, hat Angst vor den eigenen Entscheidungen oder hat ein nur geringes Gespür dafür, wie er sich zu seinem eigenen Wohl verhalten sollte. Werden diesem Menschen Selbstbestimmungsmöglichkeiten angeboten, dann wird er diese nicht zwangsläufig freudig ergreifen, sondern er wird sich womöglich überfordert fühlen und von Menschen seiner Umgebung erwarten, dass sie weiter für ihn die Fäden ziehen. Daher ist es nicht immer empowermentorientiert, einen Klienten auf sein Recht zur Selbstbestimmung zu verweisen. Eine Förderung von Empowerment besteht manchmal vielmehr darin, zunächst die Selbstbestimmungsfähigkeit zu unterstützen. Wenn wir das nicht tun, denken wir Empowerment vom Stärksten und nicht vom Schwächsten her.

Fachleute, die ihren Klienten über Jahre zunehmend mehr Mitbestimmungsmöglichkeiten eröffnet haben, sind häufig enttäuscht darüber, dass ihre Klienten diese Möglichkeiten so wenig nutzen: »Jetzt dürfen sie selbst entscheiden, aber sie wollen gar nicht.« Diese Enttäuschung kann sogar in Ärger oder in einen Defizitblick umschlagen: »Wir wussten ja immer schon, dass unsere Klienten zu krank dazu sind.«

MERKE → **Auch Selbstbestimmung will gelernt sein. Selbstbestimmungsfähigkeit erwerben Menschen vor allem durch Lernerfahrungen. Dazu ist es erforderlich, dass professionell Tätige ihren Klienten das Recht auf Irrtum und Risiko zugestehen.**

Gerade die Psychiatrie hat oft große Mühe damit, ihren Klienten dieses Recht auf Irrtum einzuräumen. Psychiatrische Institutionen haben ja gerade den Auftrag, den Irrtum, das nicht Rationale zu behandeln und zu verhindern. Wie soll es ihnen da leicht fallen, das Recht auf Irrtum und Risiko zuzulassen, ja, diesem im Sinne einer Förderung von Eigenständigkeit und Selbstverantwortung sogar positiv gegenüberzustehen? Betroffene beklagen das entsprechend oft. »Ich wurde in Watte gepackt, man hat mir nur Dinge erlaubt, die garantiert geklappt haben«, berichtet ein ehemaliger Bewohner eines Wohnheims. Oftmals fühlen sich Fachpersonen auch verantwortlich für das Gelingen oder Misslingen eines Hilfeangebots. Manchmal werden sie sogar von Kollegen dafür verantwortlich gemacht.

BEISPIEL 1 → Eine Mitarbeiterin einer Kontakt- und Beratungsstelle berichtet, dass es in ihrem Team bei einer gesundheitlichen Verschlechterung eines Klienten immer wieder Kommentare gäbe wie: »Was hast du denn mit Frau Müller gemacht, der geht's ja so schlecht in letzter Zeit.«

BEISPIEL 2 → Ein Mitarbeiter eines Sozialpsychiatrischen Dienstes berichtet, ein ehemaliger Klient habe einen Arbeitsversuch unternehmen wollen, den andere Kollegen von vornherein für aussichtslos gehalten hätten, er aber habe die Entscheidung des Klienten mitgetragen. Der Arbeitsversuch sei mit einem sehr problematischen Ende gescheitert. Einige Monate später habe sich der Klient suizidiert. Seit dieser Zeit könne er etwas fragwürdige Entscheidungen seiner Klienten kaum noch mittragen und versuche immer »auf die sichere Seite« zu kommen.

Mit der Freiheit zu Irrtum und Risiko ist eng verbunden, dass Klienten auch die Konsequenzen ihrer Entscheidungen und Handlungen erfahren müssen (bzw. dürfen), um zukünftig Entscheidungen besser abwägen zu können. Wer vor den Konsequenzen seiner Handlungen geschützt wird, wird an einer Form der Eigenständigkeit gehindert. Hier ist meistens ein Abwägen erforderlich, denn selbstverständlich werden Fachleute bemüht sein, ihre Klienten vor negativen Folgen einer Entscheidung mit schweren Beeinträchtigungen zu schützen. Das muss aber auf Ausnahmen beschränkt bleiben, denn wenn ein Mensch die negativen Konsequenzen seiner Handlungen nicht mehr spürt, wird er diese Verhaltensweisen natürlich in Zukunft fortsetzen und ist damit an einer Lernmöglichkeit gehindert worden.

Wichtig ist es zudem, Entscheidungen des Klienten mitzutragen, auch wenn der Mitarbeiter sie nicht für optimal hält oder ihr Scheitern befürchtet. Das kann sehr schwierig sein. Mitarbeiter müssen dabei über »ihren eigenen Schatten springen« können. Wer Recht behalten will, gerät schnell in eine Haltung von: »Soll er's doch machen, wie er will, er wird schon sehen, dass es so nicht funktioniert.« Wenn Hilfe verweigert wird, erhöht sich aber das Risiko des Scheiterns. Bekäme er sie, wäre er vielleicht erfolgreich. Ich meine damit nicht, dass Mitarbeitende alle Entscheidungen ihrer Klienten mittragen müssen. Vielmehr können sie durchaus ihre eigene Position deutlich machen, dürfen vor Risiken warnen, sollten aber auch von ihrer eigenen Position abrücken können und einmal getroffene Entscheidungen ihrer Klienten, wann immer möglich, akzeptieren und mittragen.

BEISPIEL → Herr Har hat auf Grund einer psychotischen Erkrankung sein Lehramtsstudium unterbrechen müssen. Nach Abklingen der Krise hat er insgesamt drei Anläufe unternommen, um wieder ins Studium einzusteigen, ist aber jedes Mal erneut psychotisch geworden. Jetzt bleibt ihm noch ein letzter Versuch, bevor er exmatrikuliert wird. Da der letzten Krise eine lange postpsychotische Depression folgte, vertritt seine Psychotherapeutin den Standpunkt, er sollte nicht noch einen weiteren Versuch unternehmen, sondern sich um die von ihm ebenfalls erwogene Erzieherausbildung bemühen. Herr Har möchte aber den letzten Versuch noch wagen. Seine Psychotherapeutin sieht die klare Entscheidung ihres Klienten und bietet für den erneuten Versuch eine intensivere psychotherapeutische Unterstützung an. Leider endet auch dieser Versuch in einer schweren Psychose. Nach Abklingen der Psychose nimmt Herr Har die Psychotherapie wieder auf. Er bedankt sich bei seiner Therapeutin für die Unterstützung und ist bereit, mit ihr über die Ausbildung zum Erzieher zu sprechen.

Das Recht auf Irrtum und Risiko, das Mittragen von Klientenentscheidungen und das Recht, Konsequenzen der eigenen Entscheidungen zu spüren, sind sehr wichtig für die Förderung der Selbstbestimmungsfähigkeit. Daneben gibt es noch eine ganze Reihe weiterer Möglichkeiten, unter anderem:

Impulse für Entscheidungen wahrnehmen und diese unterstützen: Anfänglich kann es oft um sehr kleine Entscheidungen gehen. Aufgabe ist es, diese wahrzunehmen und die entsprechenden Entscheidungen zu ermöglichen. Beispielsweise entschied sich eine Frau im Betreuten Wohnen, das einzige Bild in ihrem Zimmer von der einen Wand an die andere zu hängen. Die Mitarbeitenden griffen diesen Wunsch zunächst nicht auf, sondern versuchten die Bewohnerin davon zu überzeugen, doch ein weiteres Bild aufzuhängen.

Hinreichende Entscheidungsspielräume öffnen: Wenn die Entscheidungsspielräume zu klein oder für den Betroffenen unbedeutend sind, werden sie oft nicht genutzt. Selbstbestimmung bedeutet nicht, zwischen zwei Möglichkeiten wählen zu können, wenn ich möglicherweise etwas Drittes möchte.

Lerngeschichte des Verlusts der Entscheidungsfähigkeit aufarbeiten: Für Klienten, die daran interessiert sind, ist es hilfreich, die Lerngeschichte des Verlusts der Entscheidungsfähigkeit aufzuarbeiten: »Wie kommt es eigentlich, dass ich es mir gar nicht zutraue, selbst zu entscheiden?« Die Aufdeckung der lebensgeschichtlichen Zusammenhänge fördert das Verständnis des Betroffenen für sich selber und für sein Verhalten.

Selbstbestimmungsfähigkeit wird behindert, indem Klienten zur Entscheidung gedrängt werden (»Jetzt sag endlich, was du möchtest«) oder Entscheidungen treffen sollen, die sie momentan überfordern. Das wird dann oft mit Regression oder Rückzug beantwortet.

Umgang mit Klientenentscheidungen

Professionell Tätige sind verpflichtet, die Entscheidungen ihrer Klienten zu akzeptieren und diese sogar zu unterstützen. Sie sind der »Anwalt« der Entscheidung und unterstützen den Klienten dabei, ihre eigene Entscheidung zu treffen. Nur in sehr eng umgrenzten Ausnahmefällen haben sie das Recht, die Entscheidung des Klienten zu verletzen, oder sind sogar gesetzlich dazu verpflichtet. Dies gilt beispielsweise bei Fremdgefährdung oder etwa wenn sich der Klient durch sein Verhalten längerfristig massiv schädigen würde. Die Helfer haben bei kontroversen Themen drei Optionen: Übereinstimmen, Respektieren, oder Intervenieren.

In den meisten Fällen gibt es einen Konsens zwischen der Entscheidung des Klienten und der Position des professionell Tätigen. Beide stimmen nach Abwägung aller Bedingungen in ihrer Einschätzung der Situation und des angemessenen Umgangs damit überein. Beispielsweise sind sich der behandelnde Arzt und sein Patient darüber einig, dass momentan ein Schlafmittel hilfreich wäre, damit der Patient wieder besser schlafen kann

und damit möglicherweise eine psychotische Krise vermieden wird (Übereinstimmen).
Es gibt aber auch Fälle, in denen sich Behandler und Klient uneinig sind, der Klient sich aber durch sein Verhalten nicht selbst- oder fremdgefährdend verhält. Etwa hält eine Klientin, die im Rahmen des betreuten Einzelwohnens unterstützt wird, in ihrer Wohnung eine Ratte als Haustier. Ihre Betreuerin befürchtet zwar längerfristig eine Gefährdung des Mietverhältnisses, dies ist aber gegenwärtig nicht der Fall. Daher respektiert die Betreuerin das Verhalten ihrer Klientin (Respektieren).
Nun kann sich ein Klient allerdings auch so verhalten, dass der professionell Tätige sich gezwungen sieht, einzugreifen und das Verhalten zu unterbinden. Dies ist etwa bei vorliegender Selbst- oder Fremdgefährdung der Fall. Wenn der Patient dem Arzt gegenüber erklärt, er wolle nicht länger leben und werde jetzt seinen geplanten Suizid umsetzen, dann ist der Arzt gesetzlich verpflichtet, alles zu tun, um dies zu unterbinden, etwa indem er eine Zwangseinweisung veranlasst (Intervenieren).
Der Streit zwischen den Betroffenen bzw. ihren Organisationen auf der einen Seite und den Fachpersonen und oftmals auch den Angehörigen auf der anderen Seite betrifft in erster Linie die Frage, welche Verhaltensweisen noch respektiert werden müssen und ab wann interveniert werden soll. Empowermentorientierte Fachpersonen sind darum bemüht, möglichst viel zu respektieren und erst möglichst spät zu intervenieren. Doch auch bei dieser Richtlinie ergeben sich im Alltag immer wieder heikle Situationen, auf die auch kein Lehrbuch eine klare Antwort zu geben weiß: Wie lange sollen es die Mitarbeiter eines Wohnheims hinnehmen, dass ein Bewohner sich nicht waschen möchte? Bis er so stinkt, dass sich alle Mitarbeiter weigern, das Zimmer des Bewohners zu betreten, oder die Verkäuferin aus dem Zigarettenkiosk anruft, dass sie Herrn Müller nicht mehr in ihrem Laden sehen möchte? Wie lange kann das Messie-Verhalten eines Klienten hingenommen werden? Bis sich der erste Nachbar beschwert oder bis der Vermieter mit der Kündigungsklage droht?

Selbstverständlich gibt es bestimmte rechtliche Vorgaben und Verpflichtungen, denen Fachpersonen unterworfen sind, beispielsweise im Rahmen des Betreuungsrechts. Der Entscheidungsspielraum ist im Alltag aber groß und wird individuell sehr unterschiedlich gehandhabt. So zeigen Untersuchungen, dass die Begründung einer Selbst- oder Fremdgefährdung, mit der dann eine Zwangseinweisung legitimiert wurde, in vielen Fällen nicht berechtigt war. In einem solchen Fall wird eindeutig das Selbstbestimmungsrecht des Betroffenen missachtet und die rechtlichen Rahmenbedingungen werden missbraucht. → Rechtslage, Seiten 45, 47, 58

Klienten beeinflussen und Druck ausüben

Ein wichtiger Standard für den Umgang mit dem Selbstbestimmungsrecht von Klienten lautet: »Wir unterstützen Klienten dabei, eine eigene Entscheidung zu treffen, und versuchen nicht, sie zu beeinflussen.« Im Alltag zeigt sich jedoch, dass oft versucht wird, Einfluss auf die Entscheidungen zu nehmen. Es gibt viele Formen der Beeinflussung durch professionell Tätige, die alle den Zweck haben, eine vom Mitarbeiter für sinnvoll gehaltene Entscheidung herbeizuführen. Einige dieser Beeinflussungsversuche sind offen als solche ersichtlich, andere sind subtiler und nur schwer zu erkennen. Hier einige Beispiele:

Bestimmte Informationen werden zurückgehalten: Beispielsweise werden Informationen über Nebenwirkungen von Medikamenten oder Behandlungsalternativen zurückgehalten, um den Klienten zum Einnehmen der Medikamente zu bewegen. Oder einem Patienten, der freiwillig in die Klinik gekommen ist, wird suggeriert, er dürfe die Klinik nicht ohne Zustimmung der Behandler verlassen.

Überreden: Obwohl der Klient eine Entscheidung getroffen hat, akzeptiert die Fachperson diese nicht und versucht den Klienten umzustimmen.

Beeinflussung auf der Beziehungsebene: Im Extremfall wird mit Beziehungsabbruch gedroht: »Wenn Sie die Medikamente absetzen, brauchen

Sie nicht mehr zu mir zu kommen.« Es kann aber auch subtiler vermittelt werden, dass der Mitarbeiter den Klienten nicht mehr so »mag«, wenn dieser eine bestimmte Entscheidung trifft, etwa indem er sich dem Klienten dann nicht mehr so viel widmet.

SELBSTREFLEXION → **Wann und wodurch haben Sie das letzte Mal einen Klienten gezielt zu beeinflussen versucht? War Ihnen das in der Situation bewusst?**

Nicht jede Form von Beeinflussung ist schon als empowermenthinderlich zu bezeichnen. Dazu existieren zu viele Situationen, in denen Betroffene nachträglich sehr froh darüber sind, dass ihre Behandler ihr Recht auf Selbstbestimmung nicht akzeptiert haben und stattdessen versuchten, ihre Klienten zu bestimmten Entscheidungen zu bewegen.

BEISPIEL 1 → Einem langjährigen Heimbewohner, für den das Leben in einer Familie früher eine große Bedeutung hatte, wurde angeboten, im Rahmen der psychiatrischen Familienpflege in eine Gastfamilie zu ziehen. Beim ersten Informationsgespräch reagierte er mit Ablehnung und Angst. Der Mitarbeiter der Familienpflege besuchte den Klienten jedoch ein weiteres Mal im Heim und bot ihm ein zweiwöchiges Probewohnen in der Gastfamilie an, dem der Bewohner nur widerstrebend zustimmte. Während des Probewohnens in der Gastfamilie gefiel es ihm dort jedoch so gut, dass er gleich in der Gastfamilie bleiben wollte und sich sogar weigerte, seine Sachen aus dem Heim abzuholen.

BEISPIEL 2 → Ein ambulant behandelnder Arzt versucht seinen akutmanischen Patienten davon zu überzeugen, freiwillig in die Klinik zu gehen. Er befürchtet, dass andernfalls bald eine Zwangseinweisung erfolgen wird. Auch nach einem langen Gespräch lehnt der Betroffene dies ab. Schließlich sagt der Arzt: »Ich werde heute nicht eher nach Hause gehen, bevor ich Sie nicht in die Klinik gebracht habe. Bei allem anderen würde ich mir später vorwerfen, Ihnen nicht geholfen zu haben.« Nach drei Stunden willigt der Patient schließlich ein. Nach der stationären Behandlung bedankt er sich beim Arzt für dessen Unnachgiebigkeit.

Im Alltag werden Formen der Beeinflussung meistens unreflektiert eingesetzt, das heißt, Mitarbeiter wenden sie an, ohne sich vorher nach Abwägung bestimmter Umstände bewusst dafür oder dagegen entschieden zu haben. Werden Beeinflussungen aber unreflektiert eingesetzt, so besteht die Gefahr, dass sie nicht zum Wohle des Betroffenen, sondern aus anderen Gründen genutzt werden. Beispielsweise versuchen Mitarbeiter ihre Klienten zu beeinflussen, um sich selbst Ärger zu ersparen, den Arbeitsalltag angenehmer zu gestalten o.Ä. Die Mitarbeiterin einer Tagesklinik erzählt: »Ich weiß genau, was ich machen muss, damit der Mittwochsausflug nicht schon wieder ins nahe gelegene Café geht, sondern ein längerer Spaziergang unternommen wird.« Ein anderer Grund für subtile Beeinflussungen ist häufig, dass Mitarbeiter verschiedensten Interessen ausgesetzt sind. Dadurch stehen sie in der Gefahr, sich nicht nutzerorientiert zu verhalten, sondern angehörigenorientiert, vorgesetztenorientiert, krankenkassenorientiert und so weiter. Dieses Verhalten ist menschlich sehr verständlich, etwa wenn in einer psychiatrischen Klinik, in der die Belegungszahlen niedrig sind, Patienten länger als notwendig behandelt werden. Im Interesse des Klienten sollte es aber trotzdem unterlassen werden.
Beeinflussungsversuche sollten also nur bewusst und reflektiert erfolgen, sonst besteht die Gefahr, dass andere Interessen als die des Betroffenen vertreten werden. Als Fachperson muss ich mir die Frage beantworten können: »Welche Begründung habe ich für die Verletzung des Selbstbestimmungsrechts meines Klienten? Ist diese Begründung hinreichend?« Wann immer möglich, sollten Vorabsprachen erfolgen, das heißt, Klient und Bezugsperson sollten in krisenfreien Zeiten darüber sprechen, wie im Falle schwieriger Situationen verfahren wird. → Absprachen, Seite 48

Ambivalente Entscheidungen

Menschen empfinden oft ambivalent, dann wissen wir nicht, wie wir uns entscheiden sollen. Es spricht vieles für die eine Möglichkeit, aber auch die Alternative erscheint uns attraktiv. Oder beide Möglichkeiten enthalten sehr unangenehme Aspekte. Das trifft natürlich besonders auf schwierige Entscheidungen zu, mit denen Klienten oft konfrontiert sind: Soll ich die Medikamente weiterhin einnehmen oder sie doch lieber absetzen? Soll ich eine Rente beantragen oder mein Studium fortsetzen? Soll ich in die Klinik gehen oder versuchen, meine Psychose doch irgendwie daheim in den Griff zu bekommen? All diese Fragen sind meistens nicht leicht zu beantworten.

Häufig sind Fachleute geneigt anzunehmen, dass sie besser als ihre Klienten wissen, was für diese gut ist. Die Fachperson versucht dann, den Klienten von dem für sinnvoll gehaltenen Weg zu überzeugen. In der Regel geschieht das, indem der Berater Argumente für seine Position sucht und im Gespräch versucht, den Klienten zu überzeugen. Dieses alltägliche Verhalten ist nur in den seltensten Fällen empowermentorientiert. Meistens führt es vielmehr dazu, dass sich der Klient entweder anpasst (»Gut, ich mach, was meine Bezugsperson vorschlägt«) oder in die Opposition geht (»Was der will, mach ich noch lange nicht«). Es fördert also entweder Widerstand oder Hörigkeit, aber kein Empowerment. Ein innerer Ambivalenzkonflikt wird dann von einer Beziehungsdynamik zwischen Klient und Bezugsperson überlagert, und dadurch wird es dem Klienten erschwert, sich seine eigene Meinung zu bilden.

Statt einer einseitigen Positionierung des professionell Tätigen sind ganz andere Verhaltensweisen hilfreich, um eine eigenständige Entscheidung des Klienten zu fördern. Dazu gehört es zunächst, anzuerkennen, wie schwierig die Entscheidung möglicherweise ist. Wichtig ist Offenheit für die verschiedenen Möglichkeiten. Wenn der Mitarbeitende diese Offenheit nicht hat, kann er einem Klienten bei der Meinungsbildung nicht wirklich hilfreich sein. Alle Möglichkeiten müssen genau betrachtet werden, dazu ist das Sammeln der Vor- und Nachteile der verschiedenen Optionen notwendig. Schwierige Entscheidungen benötigen viel Zeit, diese Zeit muss Klienten zugestanden werden. Manchmal drehen sich in Zeiten solcher Entscheidungsfindungen die Gespräche im Kreis, als müsse immer und immer wieder über dasselbe gesprochen werden. Dies dann als Teil des Entscheidungsprozesses zu verstehen, entlastet Mitarbeiter und macht es ihnen leichter, nicht ungeduldig zu werden. Manchmal ist auch das Ausprobieren der Entscheidungsmöglichkeiten nötig, dazu gehört dann auch das Recht, einen einmal getroffenen Entschluss wieder rückgängig zu machen.

Verletzung des Selbstbestimmungsrechts

Auch wenn psychiatrische Institutionen und ihre Mitarbeiter es gelernt haben, die Entscheidungen ihrer Klienten weitgehend zu respektieren, so wird es doch weiterhin Situationen geben, in denen das Selbstbestimmungsrecht des Klienten verletzt wird. Dies ist etwa der Fall, wenn gesetzliche Bestimmungen dazu zwingen, aktiv zu werden. Aber auch für diese Situationen lassen sich Empfehlungen beschreiben für einen möglichst empowermentorientierten Umgangsstil trotz bestehender Fremdbestimmung. Dabei geht es vor allem darum, die weiterhin vorhandenen Möglichkeiten der Mitbestimmung auszunutzen, durch Transparenz zumindest ein bedingtes Gefühl von Kontrolle zu vermitteln und alles dafür zu tun, um zukünftige Empowerment-Möglichkeiten durch die gemachten Erfahrungen nicht zu vernichten.

Orientierung am erklärten oder zu erwartenden Willen: Was wissen Helfer über den erklärten oder zu erwartenden Willen des Betroffenen? Relativ einfach ist es, wenn eine schriftliche Willensbekundung in Form einer Patientenverfügung, einer Behandlungsvereinbarung o.Ä. vorliegt. Falls nicht, gibt es manchmal mündliche Willensbekundungen, die der Betroffene gegenüber professionell Tätigen, Familienmitgliedern oder Vertrauenspersonen gemacht hat. Häufig ist es sinnvoll, Vertrauenspersonen zu befragen, was der Betroffene ihrer Meinung nach gewünscht hätte.

Absicherung der Entscheidungen durch mehrere Personen: Entscheidungen sollten immer durch mehrere Personen abgestützt sein. Das erhöht die Wahrscheinlichkeit für eine nutzerorientierte Entscheidung und entlastet den Einzelnen. Hilfreich sind Diskussionen innerhalb eines Teams oder in der Supervision. Auch übergeordnete Entscheidungsträger wie etwa Oberärzte sollten wichtige Entscheidungen nicht allein treffen, sondern einen Austausch mit anderen Fachpersonen suchen. Wichtig ist es, Vertrauenspersonen des Betroffenen nach ihren Vorschlägen zu befragen oder andere Betroffene einzubeziehen, um ein Einfühlen in die Situation des Betroffenen zu erleichtern.

Weitestmöglicher Einbezug des Betroffenen in den Prozess: Auch wenn eine fremdbestimmte Maßnahme getroffen wurde, heißt das noch lange nicht, dass Betroffene nicht mehr einbezogen werden können. Wichtig ist ein möglichst hoher Grad an Transparenz und ein Gefühl von Kontrolle auf Seiten der Klienten. Wann immer möglich, sollte versucht werden, weitere Entscheidungen doch gemeinsam zu treffen. Menschen sind in den seltensten Fällen durchgängig entscheidungsunfähig. Auch akut psychotische Menschen haben so genannte »Inseln der Klarheit« (Podvoll 1994), also Augenblicke, in denen das Wahnerleben in den Hintergrund tritt und es möglich ist, eine Absprache zu treffen bzw. die Wünsche des Betroffenen zu erfahren.

Gewalt und Zwang vermeiden: Es gibt zahlreiche Möglichkeiten, um Gewalt und Zwang zu vermeiden, die leider immer noch viel zu selten genutzt werden. Viele psychiatrische Kliniken sind so strukturiert, dass Gewalt fast schon provoziert oder in Kauf genommen wird. Verschiedene Modelle zur gewaltarmen psychiatrischen Arbeit, wie etwa in Herne oder Merzig/Saar, zeigen, dass psychiatrische Kliniken weitgehend gewaltfrei arbeiten können. Dies ist für den Erhalt von Empowerment-Möglichkeiten wichtig, denn viele Menschen werden durch Zwangserfahrungen traumatisiert und diese Erfahrungen vernichten auf verschiedene Art Formen der Eigenaktivität und Selbstbestimmung. Wenn Zwang doch eingesetzt wird, so muss er kurzzeitig, respektvoll und professionell erfolgen (KETELSEN u.a. 2004). Hilfreich dabei sind Deeskalationstechniken (MARIO u.a. 2004). Noch viel zu wenig werden Methoden der Mediation eingesetzt, also der Einbezug neutraler Dritter, um Eskalationen abzuwenden und Kompromisse zu erarbeiten.

Nachbesprechung nach einer Zwangsmaßnahme: Jede Fremdbestimmung muss nach der akuten Krise nachbesprochen werden. Durch Nachbesprechungen erfahren professionell Tätige, wie die Fremdbestimmung vom Betroffenen erlebt wurde und welche Möglichkeiten er sieht, um dies in Zukunft zu vermeiden. Es ist möglich, eine Willensbekundung für zukünftige Situationen einzuholen. Bei Fehlentscheidungen durch professionell Tätige sollte die Nachbesprechung genutzt werden, um sich dafür beim Klienten zu entschuldigen. Der Alltag zeigt, dass Nachbesprechungen ausgerechnet bei Zwangsmaßnahmen sehr oft unterbleiben. Folge ist ein Vertrauensverlust des Klienten gegenüber der Einrichtung, was dazu führen kann, dass Klienten sich zukünftig weigern, Hilfeangebote anzunehmen. Wichtige Gesprächsinhalte für eine Nachbesprechung sind unter anderem, wie zukünftig eine Zuspitzung krisenhafter Ereignisse vermieden werden kann und ob Anzeichen für eine Traumaverarbeitungsstörung vorliegen, die professionelle Hilfe nötig macht.

⟵ Rechtslage

Im Falle von Zwangsmaßnahmen befindet sich der Betroffene natürlich nicht in einer rechtlosen Position, vielmehr hat er die Möglichkeit, sich gegen bestimmte Entscheidungen zur Wehr zu setzen. So kann er beispielsweise gegen die Einrichtung einer Betreuung oder gegen einen Unterbringungsbeschluss Beschwerde einlegen. Professionell Tätige haben die Aufgabe, die Rechte des Patienten zu wahren, ihn über seine rechtlichen Möglichkeiten zu informieren *und* ihm bei der Durchsetzung dieser Rechte behilflich zu sein. Das gilt auch dann, wenn aus Sicht des professionell Tätigen die Arbeit durch die Rechtsmittel erschwert wird oder der Patient sich dadurch vermeintlich selbst schadet. Mitarbeiter, die sich mit den hier aufgeführten oder weiteren Verhaltensweisen bemühen, sich möglichst nutzerorientiert zu verhalten, brauchen kein schlechtes Gewissen zu haben, wenn es doch mal zu Zwangsmaßnahmen kommt. Sie haben alles in ihrer Kraft Stehende getan, um Traumatisierungen und die Verletzung des Selbstbestimmungsrechts zu vermeiden. Ein schlechtes Gewissen nützt weder ihnen selbst noch dem Klienten und bewirkt letztlich ein reduziertes Empowerment-Gefühl.

Schriftliche Absprachen und Willensbekundungen

Inzwischen verfügen wir über ein breites Spektrum an Instrumenten für schriftliche Absprachen oder Willensbekundungen. Absprachen sind Vereinbarungen zwischen einem gegenwärtigen oder zukünftigen Klienten und einer psychiatrischen Institution bzw. einer Fachperson. Absprachen müssen beide Seiten zustimmen. Sie beruhen oft auf Kompromissen zwischen den Wünschen des Betroffenen und machbaren Angeboten der professionellen Seite. Willensbekundungen sind einseitig, das heißt, der betroffene Mensch bekundet, was im Krisenfall geschehen soll. Mehrere dieser Instrumente wurden in den letzten zehn Jahren dialogisch oder trialogisch (inklusive der Angehörigen) speziell für den Psychiatriebereich erarbeitet, beispielsweise die Behandlungsvereinbarung. Andere, wie etwa die Patientenverfügung, werden in verschiedenen medizinischen Bereichen eingesetzt und haben in der Bevölkerung mittlerweile eine weite Verbreitung erfahren.

Schriftliche Absprachemöglichkeiten sind eine wichtige Hilfe, um das Selbstbestimmungsrecht psychiatrieerfahrener Menschen einzuhalten. Sie sind vor allem für jene Klienten hilfreich, die in akuten Krisen zur Willensbekundung nicht oder kaum mehr in der Lage sind. Die wichtigsten Instrumente sind:

Patientenverfügung: einseitige Willensbekundung eines Menschen, wie er im Krankheitsfall behandelt werden möchte. Die Patientenverfügung wird in der Regel schriftlich festgelegt und sollte im Krankheitsfall den Behandlern vorliegen.

Behandlungsvereinbarungen: schriftliche Absprache zwischen einer psychiatrischen Klinik und einem Betroffenen. Es wird vereinbart, wie der Patient im Krisenfall so behandelt werden kann, dass seine Anliegen und Bedürfnisse weitestgehend berücksichtigt werden.

Beidseitige Willensbekundung: schriftliche Absprache zwischen einer Wohneinrichtung und einem Bewohner, wie er im Krisenfall behandelt werden soll.

Krisenpass: einseitige Willensbekundung eines Menschen, wie er im akuten Krisenfall behandelt werden möchte. Die wichtigsten Informationen werden auf einem kleinen Krisenpass notiert, den der Betroffene ständig bei sich trägt und der daher im Krisenfall leicht verfügbar ist.

Betreuungsverfügung: schriftliche Willensbekundung eines Betroffenen darüber, wer im Falle einer notwendig werdenden Betreuung diese übernehmen soll.

Vorsorgevollmacht: schriftliche Willensbekundung, wer im Krisenfall bestimmte Vollmachten übernehmen soll. Die Vorsorgevollmacht dient dazu, eine Betreuung zu vermeiden.

Fast alle diese Instrumente sind im Internet an verschiedenen Stellen zugänglich, außerdem liegen Veröffentlichungen darüber vor (siehe Anhang).

Schriftliche Absprachen dürfen selbstverständlich nicht das Gespräch zwischen Betroffenen und professionell Tätigen ersetzen, vielmehr sollen sie die direkte Kommunikation noch fördern. Vor allem das Gespräch ist eine vertrauensbildende Maßnahme und ermöglicht es der Fachseite, mehr Sensibilität für die Anliegen der Betroffenen zu entwickeln. Absprachemöglichkeiten wie etwa die Behandlungsvereinbarung haben ihren Nutzen bereits unter Beweis gestellt. So berichten Einrichtungen, die mit diesen Instrumenten arbeiten, dass Krisen abgefangen werden können, weil Klienten rechtzeitig die Hilfeangebote in Anspruch nehmen. Behandlungsvereinbarungen werden zunehmend häufiger angeboten, sind aber in den meisten Kliniken weiterhin nicht Standard. Wiederholt hat sich gezeigt, dass viele der hier aufgeführten Instrumente wirkungslos sind, wenn sie nicht mit einer Änderung der Haltung innerhalb der Institution einhergehen. Beispielsweise fühlen sich nicht alle Mitarbeitende an eine einmal abgeschlossene Behandlungsvereinbarung gebunden, diese ist im Krisenfall nicht auffindbar oder einzelne Mitarbeiter wissen überhaupt nicht, dass ein solches Instrument in ihrer Einrichtung existiert. Durch einen nachlässigen Umgang mit diesen Instrumenten werden Empowerment-Möglichkeiten sogar getilgt, denn Betroffene machen unter Umständen erneut die Erfahrung, dass ihre Meinung nichts zählt. Letztlich ist es dann wohl besser, ganz auf die Einführung solcher Instrumente zu verzichten.

Zauberwort »Shared Decision-Making«

In den vergangenen Jahren wurde von medizinischer Seite ein Konzept dazu erarbeitet, wie eine verbesserte Partizipation der Betroffenen bei Entscheidungsprozessen erreicht werden kann. Ursprünglich ging es dabei vornehmlich um Entscheidungen bei potenziell lebensbedrohlichen Erkrankungen, etwa bezüglich der Frage, ob ein krebskranker Patient eine Chemotherapie durchführen lassen möchte oder nicht. Zunehmend wird dieses Konzept aber auch auf Entscheidungsprozesse bei chronischen Erkrankungen übertragen und es liegen erste Studien mit psychiatrieerfahrenen Menschen vor. Das erarbeitete Konzept wird Shared Decision-Making genannt, was mit »geteilter Entscheidungsfindung« oder »gemeinsamer Entscheidungsfindung« übersetzt werden könnte: Wie muss ein gemeinsamer Entscheidungsfindungsprozess gestaltet sein, an dem der Patient und sein Behandler möglichst partnerschaftlich mitwirken? In diesem Prozess wird weder paternalistisch durch den professionell Tätigen entschieden noch allein durch den Betroffenen, sondern beide versuchen gemeinsam eine Entscheidung zu finden.

Zunächst kommt es zu einem *Informationsaustausch* zwischen ihnen. Der Patient schildert seine Erkrankung und seine momentane Situation, der Behandler liefert Informationen über verschiedene Behandlungsmöglichkeiten. Es schließt sich eine gemeinsame *Beratung* an, bei der der Patient beispielsweise individuelle Bedürfnisse einbringen kann. Anschließend erfolgt eine gemeinsame *Entscheidung*, der die Umsetzung folgt. Danach wiederholt sich diese Abfolge, das heißt, es findet beim nächsten Behandlungstermin erneut ein Informationsaustausch, eine gemeinsame Beratung und ggf. eine erneute gemeinsame Entscheidung statt (Terzioglu / Zaumseil 2006).

BEISPIEL → Herr Geh sucht seinen Psychiater auf, weil ihn gegenwärtig die von den Medikamenten verursachte Müdigkeit sehr beeinträchtigt. In Kürze wird seine Leistungsfähigkeit sehr gefordert sein, da er sein Gesellenstück als Tischler fertig stellen muss. Der Arzt schlägt verschiedene Möglichkeiten vor: Umstellung auf ein anderes Medikament, Reduktion des gegenwärtigen Medikaments mit zwei Arztkontakten pro Woche, Reduktion des gegenwärtigen Medikaments mit zwei Telefonkontakten pro Woche. Beide entscheiden schließlich, dass zunächst das Medikament reduziert wird, und vereinbaren zudem Telefonkontakte. Herr Geh wünscht nur monatliche Termine, um seinen Fahraufwand zu reduzieren, sein Arzt hält in Anbetracht der Medikamentenreduktion häufigere Termine für sinnvoll. Beide einigen sich auf einen 14-tägigen Kontakt.

Herr Geh betont außerdem, dass er längerfristig mit weniger Medikamenten auskommen möchte. Für einen späteren Zeitpunkt wird deshalb vereinbart, dass Herr Geh von seinem Psychiater über verschiedene Möglichkeiten der Psychotherapie informiert wird.

Nicht ganz unberechtigt ist die Frage, was an diesem Vorgehen so besonders sein soll? Der Blick auf den psychiatrischen Alltag liefert die Antwort, denn die Behandlungspraxis ist von einer partnerschaftlichen Entscheidungsfindung oft noch weit entfernt. In vielen Fällen kommt es zur so genannten »blinden Compliance«, das heißt, der Betroffene fügt sich ohne hinreichende Informationsvermittlung den Vorschlägen des Behandlers. Oft kommt es auch zur »informationsgebundenen Compliance«: Der Patient wird zwar angemessen informiert, die Entscheidung wird dann aber doch durch den Behandler getroffen. Häufig lässt sich auch beobachten, dass es deutlich an einer vertrauensvollen Zusammenarbeit mangelt. Aus Angst verschweigt der Patient seinem Arzt dann wichtige Informationen wie wahrgenommene Frühwarnzeichen, parallele Behandlungsversuche mit anderen Methoden oder eine eigenmächtig vorgenommene Medikamentenreduktion.

Untersuchungen zeigen, dass Menschen mit einer psychischen Erkrankung in ähnlichem Maß an den Behandlungsentscheidungen beteiligt werden möchten wie somatisch Kranke. Fast 90 Prozent aller Patienten in Deutschland wünschen eine Beteiligung an solchen Entscheidungen. Nur etwa die Hälfte von ihnen gibt an, dass ihrem Wunsch von ärztlicher Seite auch nachgekommen wurde. Die Notwendigkeit einer Verhaltensänderung auf ärztlicher Seite ist also offensichtlich. Dringend nötig ist entsprechende Fortbildung. So zeigen Untersuchungen bei Hausärzten, dass die wegen einer Depression in Behandlung befindlichen Patienten in die Entscheidungsfindung kaum einbezogen wurden (Elwyn u.a. 2001). Eine durchschnittliche Konsultation dauerte 16 Minuten, 12 Minuten davon wurden mit der Erörterung der Erkrankung verbracht, der Entscheidung dagegen wurde nur wenige Minuten gewidmet. Nach einer Fortbildung sprachen die Ärzte weniger über die Symptome und mehr über die Behandlungsalternativen. Die Patienten waren mit der Behandlung zufriedener und diese war auch erfolgreicher. → **Institutionelle Mitbestimmung, Seite 109, 115**

Zur Empowerment-Förderung ist aber auch dringend Fortbildung für die Betroffenen nötig. Sie sollten Hilfestellung im Umgang mit ihrem Arzt erhalten, sollten über ihre Rechte besser informiert sein und Unterstützung darin bekommen, mutiger im Einfordern von Informationen zu werden.

LITERATUR → Mittlerweile gibt es mehrere Ratgeber-Materialien, die betroffenen Menschen Hilfestellung beim selbstbestimmten Umgang mit der Medikation (Deegan 2003; Greve u.a. 2006) oder bei der Suche nach einer guten Arztpraxis bieten (Sänger u.a. 2004).

Empowerment und Psychopharmaka

Die Empowerment-Förderung und die gleichzeitige Einnahme von Psychopharmaka ist kein Widerspruch. Medikamente sind für viele Betroffene eine wichtige Möglichkeit der aktiven Einflussnahme auf ihre Erkrankung. In vielen Fällen ermöglichen sie erst weiter gehende Selbsthilfe und Selbstbestimmung. Und doch wurde die Bedeutung der Medikation in den letzten Jahrzehnten überschätzt. So wird es verständlich, dass die Medikamenteneinnahme und Empowerment manchmal fast schon als Gegensätze betrachtet werden.

Die Diskussion über Psychopharmaka, speziell über Neuroleptika, wird ausgesprochen ideologisch geführt: Sind Medikamente Teufelszeug oder ein Segen? Durch diese polemische und polarisierte Auseinandersetzung werden wichtige Details der Verordnungspraxis und des Umgangs mit Medikamenten zu wenig wahrgenommen. Sie aber sind gerade unter dem Blickwinkel von Empowerment sehr wichtig: Wie muss mit Medikamenten umgegangen werden, damit die Selbsthilfe- und Selbstbestimmungsmöglichkeiten betroffener Menschen nicht behindert, sondern im Idealfall noch gefördert werden? Medikamente sind nicht »an sich« gut oder schlecht. Es geht darum, wie sie verordnet und eingesetzt werden und welche Erwartungen Betroffene mit ihnen verbinden.

SELBSTREFLEXION → **Wenn ich selbst psychotisch würde, möchte ich dann mit Medikamenten behandelt werden? Welche Medikamente würde ich akzeptieren, welche nicht? Wie wichtig wäre mir persönlich mein Recht auf Selbstbestimmung bei der Medikation?**

Bei einer Befragung von hundert Professionellen lehnten 30 Prozent die Einnahme von Neuroleptika für den Fall ab, dass sie selbst psychotisch würden (Amering u. a. 1999).

Psychopharmaka und Selbsthilfe

Sehr lange hat die klassische Psychiatrie einseitig auf eine medikamentöse Unterstützung gesetzt, anstatt auch die Selbsthilfefähigkeiten betroffener Menschen zu fördern. Vielerorts geschieht das auch heute noch. So wird in kaum einer psychiatrischen Klinik ein erstmalig an einer Psychose erkrankter Mensch ohne Neuroleptika entlassen. Viele ersterkrankte Psychosepatienten verlassen die Klinik jedoch, ohne dass mit ihnen zuvor Selbsthilfemöglichkeiten erarbeitet wurden. Eine wissenschaftliche Begründung für diese doch absurde Behandlungsstrategie ist weit und breit nicht in Sicht.

Medikamenteneinnahme und Selbsthilfe sind kein Gegensatzpaar, sondern in den meisten Fällen eine wichtige Ergänzung. Das gelingt jedoch nur, wenn mit Medikamenten so umgegangen wird, dass Selbsthilfe möglich bleibt. Dazu gehört beispielsweise, dass Betroffenen der symptomreduzierende bzw. krisenvermeidende Effekt von Psychopharmaka realistisch vermittelt wird. Psychopharmaka beseitigen keine psychosozialen Schwierigkeiten und bieten keine Garantie für Symptomreduktion oder Krisenprophylaxe. Sie sind jedoch für viele Betroffene ein wichtiges Hilfsmittel und sollten durch andere Unterstützungsformen wie Selbsthilfe oder Psychotherapie ergänzt werden.

Die gewählte Medikationsstrategie kann das Erproben und Nutzen von Selbsthilfestrategien fördern oder behindern. So kann eine Hochdosierung dazu führen, dass auch alltägliche, aus dem psychosozialen Kontext erklärliche Befindlichkeitsstörungen nicht mehr wahrnehmbar sind. Die Wahrnehmung von solchen Veränderungen ist jedoch notwendig, um einen Zusammenhang zwischen dem eigenen Verhalten, äußeren Bedingungen und dem persönlichen Befinden herzustellen (»Wenn ich entspannter bin, beziehe ich die Dinge nicht so schnell auf mich. Also ist es gut, wenn ich mehr für meine Entspannung tue«).

Die klassische Medikationspraxis zielt oft darauf ab, durch hohe Medikamentendosierungen einen möglichst hohen Schutz vor weiteren psychotischen Krisen zu gewährleisten. Wissenschaftlich belegen lässt sich diese Praxis nicht (ADERHOLD 2006). Zudem wünschen viele Betroffene, dass unangenehme psychotische Symptome möglichst vollständig verschwinden sollten. Oftmals wird von professioneller Seite suggeriert, dass eine Medikation auch ohne weitere Hilfsmöglichkeiten eine hinreichende Behandlungsstrategie sei. Längerfristig führt dies zu einer »Abhängigkeit« von Medikamenten, das heißt, dieser Zustand ist nur mit Medikamenten aufrechtzuerhalten. Formen der Selbsthilfe können nicht erprobt und genutzt werden. Das hat verschiedene negative Folgen:

- Das Selbstwertgefühl und das Gefühl von Selbstwirksamkeit sinken, da sich Betroffene als hilflos und abhängig von der Medikation erleben.
- Beim Absetzen der Medikamente besteht eine hohe Krisengefahr, da keine alternativen Schutzmöglichkeiten erarbeitet wurden.
- Die Betroffenen sind langfristig den Nebenwirkungen der Medikamente ausgesetzt.
- Das Absetzrisiko steigt, da sich die Betroffenen fälschlicherweise sicher fühlen (»Mir geht es doch gut«).

Eine selbsthilfeorientierte Medikationsstrategie wird Dosierungen wählen, die Selbstwahrnehmung und Selbstreflexion weiterhin ermöglichen. Außerdem wird dem Betroffenen, falls er dies wünscht, Einfluss auf die aktuelle Medikation gewährt. So lernt er, eigenes Befinden durch Verhaltensänderungen oder eine veränderte Medikation zu beeinflussen. Er behält ein hohes Maß an Kontrollgefühl und oftmals können so auch niedrige Dosierungen oder eine nur zeitweilige Medikation erreicht werden. Es können folgende Medikationsstrategien unterschieden werden:

Standardmedikation: Das Medikament wird als alleiniger Schutz vor weiteren Krisen betrachtet. Entsprechend hoch wird das Medikament oft dosiert, obwohl es keine objektiven Belege dafür gibt, dass höhere Dosierungen zu höherem Schutz führen.

Niedrigmedikation: Medikament und Eigenaktivität des Betroffenen bilden den Krisenschutz, entsprechend kann das Medikament eher niedrig dosiert werden.

Intervallmedikation: Nur vor und in kritischen Situationen wird ein Medikament eingesetzt. Intervallmedikation setzt voraus, dass der Betroffene seine Krisenmuster und seine Frühwarnzeichen gut kennt und eine vertrauensvolle Beziehung zwischen Arzt und Patient besteht.

Bedarfsmedikation: Diese wird ohne nochmalige Absprache mit dem Arzt vom Betroffenen eigenständig genommen, sobald er bemerkt, dass die Unterstützung durch das Medikament für ihn hilfreich wäre. Das kann sowohl als alleinige Medikation als auch als Ergänzung zu einer Standard- bzw. Niedrigmedikation dienen.

Depotmedikation

Unter dem Blickwinkel der Selbsthilfeförderung sollte immer die Möglichkeit einer Niedrig-, Intervall- oder Bedarfsmedikation erwogen werden. Eine in Form von Spritzen verabreichte neuroleptische Medikation (Depotmedikamente) behindert häufig Möglichkeiten der Selbsthilfe und Selbstbestimmung. Betroffene haben dann über eine längere Zeit keine Möglichkeit mehr, auf die Dosierung Einfluss zu nehmen. Die Medikation bleibt relativ fremdbestimmt. Anstelle eines Aushandelns zwischen behandelndem Arzt und Patient tritt die Kontrolle. Gerade mit der verbesserten Kontrolle wirbt die Pharmaindustrie für diese Medikamente. Um auch gegen Ende des Wirkungszeitraums noch eine genügende Wirkung zu erreichen, wird eine überhöhte Dosis vor allem in den ersten Tagen in Kauf genommen. Damit sind aber für den Betroffenen oft massive Nebenwirkungen wie starke Müdigkeit und Antriebseinschränkungen verbunden. Allerdings gibt es auch Betroffene, die Depotinjektionen als den geringeren Eingriff in ihre Lebensqualität erleben als die oft mehrmals tägliche Einnahme von Tabletten.

MERKE → **Selbsthilfe und Medikamente sind kein Widerspruch. Eine einvernehmlich entwickelte Medikationsstrategie, möglichst im Niedrigdosisbereich, führt beim Betroffenen oft dazu, schrittweise Zusammenhänge zwischen Verhalten und Befinden wahrzunehmen.**

Es gibt verschiedene Gründe dafür, dass in der heutigen psychiatrischen Praxis sehr oft allein die Medikamente zur Krisenprophylaxe genutzt werden. So sind manche Ärzte nur unzureichend für die Förderung anderer Prophylaxeformen wie Selbsthilfe oder Psychotherapie qualifiziert. Auch die »Einflüsterungen« der Pharmaindustrie haben sicher ihre Wirkung. Ferner sind viele Ärzte der Meinung, dass weitere akute Krisen durch hohe Medikation vermieden werden könnten, auch wenn der Preis dafür hoch ist. Zahlreiche Studien zeigen jedoch, dass das gar nicht möglich ist. Selbst unter einem Depotneuroleptikum dekompensieren rund 20 Prozent der Betroffenen innerhalb eines Jahres (Aderhold 2006). Neuroleptika suggerieren also eine nicht vorhandene Sicherheit. Ein einseitiges Vertrauen auf sie kann sogar rückfallbegünstigend sein.

→ Motivation, Seiten 13, 35, 77 f., 83

Information zu mehr Selbstbestimmung

Betroffene Personen haben auch bei der Medikation ein Recht auf Selbstbestimmung, das heißt, sie können sich für oder gegen eine medikamentöse Unterstützung entscheiden. Dieses Recht ist gesetzlich nur in wenigen Ausnahmefällen mehr oder weniger stark eingeschränkt, etwa bei den unterschiedlichen gesetzlichen Unterbringungsmöglichkeiten. Und doch wird vielen Betroffenen dieses gesetzlich verbriefte Recht im Alltag nicht zugestanden. Das gilt vor allem für Psychosepatienten. »Wenn's um die Pillen geht, hört in der Psychiatrie der Spaß auf«, so drückte einmal ein Betroffener seine Erfahrung aus, dass von psychiatrischer Seite Druck auf ihn ausgeübt wurde, die verordneten Medikamente zu nehmen.

Häufig ist zu beobachten, dass Patienten auf subtile Weise unter Druck gesetzt werden, damit sie die Medikation akzeptieren: Im Rahmen der Aufklärung erhalten sie dann fast nur solche Informationen, die *für* eine Medikation sprechen. Ihnen wird vor Augen geführt, wie hoch ihre Rückfallgefahr ohne Medikamente wäre, und Informationen über alter-

native Behandlungsformen werden ihnen verwehrt, ganz besonders jene Informationen, die zur Ablehnung der Medikation führen könnten. Einige psychoedukative Programme erwecken eher den Eindruck einer Medikamentenschulung als einer umfassenden Information über unterschiedliche Behandlungsmethoden. → Informationsvermittlung, Seite 100
Ein Gespräch über die möglichen Vor- und Nachteile der unterschiedlichen Behandlungsmöglichkeiten ist jeweils dringend erforderlich, findet aber meistens nicht statt. Diese Beeinflussung führt häufig dazu, dass sich Patienten dem Druck beugen und die verordnete Medikation nehmen – jedenfalls solange sie in der Klinik sind. Spätestens zu Hause regen sich dann aber wieder die Zweifel. Unter Umständen versuchen sie diese Zweifel mit ihrem ambulant weiterbehandelnden Arzt zu besprechen, werden aber auch dort eher zur Medikation gedrängt. Die Patienten machen also die Erfahrung, dass sie mit ihrem Arzt nicht über ihre Zweifel bezüglich der Medikation sprechen können. Wenn ihre Zweifel jedoch zu stark werden, setzen sie daher die Medikamente ohne Rücksprache mit ihrem Arzt und ohne seine Unterstützung ab, häufig auch noch von einem auf den anderen Tag, also unter den denkbar schlechtesten Bedingungen. Das wiederum erhöht die Gefahr einer erneuten psychotischen Krise und einer abermaligen Klinikeinweisung.

Diese Dynamik bildet einen Teufelskreis: Der Druck von professioneller Seite bewirkt vordergründige und kurzfristige Anpassung, führt aber später zum Absetzen. Das Absetzen und die häufig daraus folgende erneute Krise wiederum erhöhen den Druck auf den Betroffenen, zukünftig auf jeden Fall das Medikament weiter einzunehmen. Möglicherweise werden ihm auch noch Schuldgefühle gemacht: »Ich hab Ihnen doch gesagt, dass Sie das Medikament weiter nehmen sollen. Sie sind selbst schuld, dass Sie jetzt wieder eine Krise haben.«

ABBILDUNG 2 **Teufelskreis »Gebot statt Angebot«**

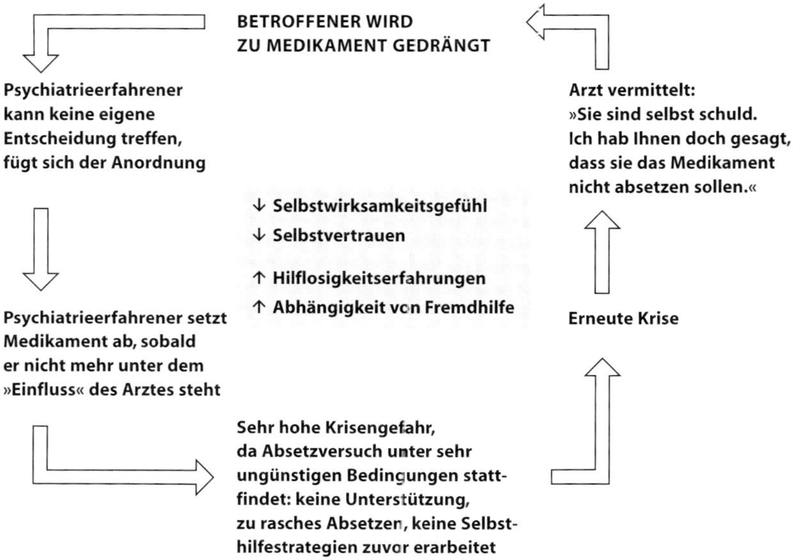

In diesem Teufelskreis wird Patienten das Recht auf Selbstbestimmung verwehrt. Stattdessen werden sie gedrängt, sich für eine von den Fachpersonen für sinnvoll gehaltene Wahl zu entscheiden, wodurch sie sich aber nicht selbst entscheiden, sondern sich lediglich anpassen. Viele Fachleute, die sich um die Selbstbestimmung ihrer Klienten bemühen, berichten, dass die allermeisten die Medikamente nicht ablehnen, sondern sich im Anschluss einer Aufklärung und Diskussion von sich aus für eine Medikation entscheiden. Durch die bewusste, eigene Entscheidung reduziert sich in der Folge die Gefahr ungünstiger Absetzversuche. Eine eigene Entscheidung ist aber nur auf Grund eigener Erfahrungen möglich. Wenn ein ersterkrankter Psychosepatient seine Medikamente absetzt, ist das eine vollkommen normale und auch sinnhafte Verhaltensweise: Er versucht Erfahrungen mit dem Medikament zu sammeln und zu erproben, wie es ihm ohne ergeht. Patienten mit anderen Erkrankungen machen das ganz genauso. Wer von seinem Arzt gesagt bekommt, er müsse auf Grund seines Diabetes eine bestimmte Diät einhalten, wird sich auch nicht sofort daran halten. Erfahrungen mit Medikamenten können Betroffene beispielsweise durch so genannte gestützte Absetzversuche machen.

MERKE → **Eine eigene Entscheidung kann der Patient nur dann treffen, wenn er nicht einseitig zu einer Wahl gedrängt wird. Durch Druck wird Anpassungsbereitschaft oder Reaktanz gefördert, nicht aber Empowerment. Patienten, die sich nicht selbst für Medikamente entschieden haben, sondern nur den Empfehlungen des Arztes gefolgt sind, setzen die Medikamente ohnehin oft wieder ab.**

BEISPIEL → In der Visite berichtet Frau Ell, die erstmals an einer Psychose erkrankt ist, dass sie große Zweifel bezüglich einer längerfristigen neuroleptischen Medikation habe. Ihr Arzt vereinbart mit ihr einen Gesprächstermin und erkundigt sich genau nach ihren Bedenken. Er vermittelt ihr, dass die Entscheidung für oder gegen eine Medikation bei ihr liege, und empfiehlt, auch mit anderen Betroffenen und mit ihrer langjährigen Freundin über diese Frage zu sprechen. Beide vereinbaren einen weiteren Gesprächstermin. Bis dahin hat Frau Ell mit den Mitgliedern einer Selbsthilfegruppe über eine mögliche längerfristige Medikation gesprochen. Sie entscheidet sich schließlich dafür, nachdem mehrere Mitglieder der Selbsthilfegruppe ihr von erneuten Krisen unmittelbar nach dem Absetzen der Medikamente berichtet hatten.

← **Absetzversuche**

Es ist ganz natürlich, dass viele Betroffene irgendwann über einen Absetzversuch nachdenken. Haben die Medikamente starke unerwünschte Wirkungen, so drängt sich diese Frage besonders auf. Der Wunsch, die Medikamente abzusetzen, kann also nicht auf eine endogene Krankheitsdynamik zurückgeführt werden, sondern ist völlig »normal«.

Sehr viele Betroffene haben große Mühe damit, einen Arzt zu finden, der mit ihnen einen Absetzversuch ausprobiert. Eine Patientin berichtete, sie habe sich nach neun Jahren neuroleptischer Medikation für einen Absetzversuch entschieden. Ihr behandelnder Arzt habe ihr aber offen gesagt, dass er für solche »Experimente« nicht zur Verfügung stehe und sie sich einen anderen Arzt suchen solle. Empowermentorientiert ist ein solches Vorgehen natürlich nicht, es erscheint mir in vielen Fällen eher als Ausdruck einer persönlichen Kränkung. Sinnvoll wäre es hingegen, auf eine gemeinsame, verantwortungsvolle Entscheidung hinzuwirken und diese so zu begleiten, dass sie eine möglichst hohe Erfolgswahrscheinlichkeit hat.

Mit der Frage »Soll ich absetzen?« ist die Frage »Wie sollte das ablaufen?« verknüpft. Verschiedene Fragestellungen tauchen beim Betroffenen auf oder können von professioneller Seite als Anregungen eingebracht werden:

- Welche Möglichkeiten habe ich, um mich vor weiteren Krisen zu schützen? Was davon habe ich schon erprobt?
- Welche Konsequenzen hat es für mich, wenn ich wieder psychotisch werde?
- Welche Konsequenzen hat es für mein Umfeld, wenn ich wieder psychotisch werde?
- Wie kann ich die möglichen negativen Konsequenzen möglichst gering halten?
- Was ist die beste Zeit für einen Absetzversuch?
- Welche Unterstützung benötige ich, damit ich möglichst risikolos die Medikamente absetzen kann? Von professioneller Seite, von Angehörigen und Freunden?

Unter dem Empowerment-Blickwinkel sind Absetzversuche sinnvoll. Es ist stets aufs Neue zu prüfen, ob angebotene Fremdhilfe noch notwendig ist und gewünscht wird oder ob der Betroffene zukünftig mit einem größeren Grad an Selbsthilfe und Autonomie zurechtkommen kann. Das gilt für jede Form der Fremdhilfe. Absetzversuche sollten jedoch verantwortlich erfolgen und eine hinreichende Erfolgschance haben. Wenn diese gegeben ist und wenn keine massiven Selbst- oder Fremdgefährdungen in einer möglichen erneuten Krise zu befürchten sind, dann gibt es für den Arzt keine Legitimation, sich dem Wunsch des Patienten zu verweigern!

BEISPIEL 1 → Herr Uh hat in neun Monaten dreimal seine Medikamente abgesetzt und ist jeweils innerhalb kürzester Zeit wieder psychotisch geworden und stationär eingewiesen worden. Sein durchaus empowermentorientierter Arzt diskutiert mit ihm erneut über die Medikation und rät ihm dringend davon ab, die Medikamente nochmals unter ähnlichen Bedingungen abzusetzen. Er bietet ihm jedoch an, einen längerfristigen Reduktionsversuch zu planen, und rät begleitend zur Aufnahme einer Psychotherapie, in der dann alternative Formen der Krisenprophylaxe erarbeitet werden können. Herr Uh stimmt diesem Vorschlag zu und möchte mit der Psychotherapie sofort beginnen.

BEISPIEL 2 → Frau Beh bemüht sich jetzt schon seit fünf Jahren darum, medikamentenfrei zu leben. Sie hat ihre Haldol-Medikation innerhalb von mehreren Jahren auf ein Viertel reduziert, jedoch in Krisenzeiten immer wieder selbstständig erhöht. Gegenwärtig ist sie in einer Phase der beruflichen Veränderung. Um den längerfristigen Erfolg ihrer Absetzbemühungen nicht zu gefährden, entscheidet sie sich, erst danach ihr Medikament ganz abzusetzen.

Es gibt eine ganze Reihe von Strategien zur Förderung eines möglichst selbstbestimmten Umgangs mit Medikamenten. Dabei geht es darum, bestimmte Verhaltensweisen zu unterlassen, die von der klassischen Psychiatrie und von eher paternalistisch denkenden Ärzten lange praktiziert wurden und teils auch noch werden. Parallel existieren sinnvolle Verhaltensstandards, um mit dem Klienten engagiert in Kontakt zu bleiben, auch wenn er sich gegen Medikamente entscheidet.

Nicht förderliche Verhaltensweisen sind:

Angstgefühle erzeugen: »Wenn Sie das Medikament nicht nehmen, werden Sie garantiert wieder psychotisch.«

Unterstützung versagen: »Wenn Sie keine Medikamente wollen, brauchen Sie nicht mehr zu mir zu kommen.«
Falsche Informationen: »Die Medikamente haben keine gefährlichen Nebenwirkungen.« Oder: »Ihr Gehirn braucht die Wirkstoffe des Medikaments.«
Gewalt oder Zwang androhen: »Wenn Sie das Medikament absetzen, muss ich eine Zwangseinweisung veranlassen.«
Förderlich hingegen sind:
Vor- und Nachteile der Entscheidung mit dem Klienten erörtern: »Lassen Sie uns gemeinsam überlegen, was für und was gegen Medikamente spricht.«
Empathie zeigen: »Ich kann gut verstehen, dass es eine schwierige Entscheidung ist, sich für oder gegen Medikamente zu entscheiden, insbesondere bei Neuroleptika. Mir würde es da wahrscheinlich nicht anders ergehen als Ihnen.«
Entscheidung weitestmöglich respektieren und eigenen Standpunkt vertreten: »Ich halte Ihre Entscheidung nicht für richtig, aber ich werde Ihre Entscheidung mittragen.«
Beziehung aufrechterhalten: »Sie sollten auf jeden Fall weiter zu mir kommen, auch wenn Sie das Medikament nicht nehmen.«
Intensiveren Kontakt anbieten: »Ich schlage Ihnen vor, dass Sie nach dem Absetzen häufiger zu mir kommen, da dies eine sensible Zeit ist.«
Eine Alternative zu Medikamenten entwickeln: »Wir sollten gemeinsam überlegen, wie Sie sich außer durch Medikamente vor weiteren Krisen schützen können.«
Aushandeln: »Ich glaube nicht, dass wir Ihre akute Krise ohne Medikamente in den Griff bekommen. Wenn Sie aber keine Medikamente nehmen möchten, schlage ich Ihnen vor, dass Sie es zwei Wochen ohne Medikamente probieren und sich bereit erklären, über meinen Vorschlag nochmals nachzudenken, falls es Ihnen danach nicht besser gehen sollte.«

Selbststigmatisierung überwinden helfen

In unserer Gesellschaft gibt es zahlreiche Vorurteile und Stereotype über psychisch kranke Menschen. Diese negative Beurteilung wird auch als »Stigmatisierung« bezeichnet. Wenn die Stigmatisierung auch konkrete Handlungsfolgen nach sich zieht, beispielsweise wenn ein Arbeitgeber einem psychisch kranken Menschen einen Arbeitsplatz verweigert, so sprechen wir von »Diskriminierung«. Stigmatisierung und Diskriminierung behindern Gesundungsprozesse.

Was ist Selbststigmatisierung?

Psychisch kranke Menschen, ihre Angehörigen und auch Fachpersonen sind natürlich mit den gesellschaftlichen Vorurteilen aufgewachsen. Wer erkrankt ist, wendet – oft unbewusst – diese negative Beurteilung und damit auch ihre negative Wirkung gegen sich selbst. Hat jemand etwa die Einschätzung: »Psychisch Kranke haben einen schwachen Charakter, aus ihnen kann nie etwas werden«, so wandelt sich diese allgemeine Überzeugung um in: »Ich habe einen schwachen Charakter, aus mir wird nie was werden.« Weitere Negativbewertungen können sein: »Ich bin weniger wert als die anderen«, »Ich bin gefährlich für die anderen«, »Psychische Erkrankungen sind eine Strafe Gottes für Sünden«, »Wer psychisch krank wird, ist selbst daran schuld«. Die gegen die eigene Person gerichtete Stigmatisierung nennen wir »Selbststigmatisierung«, ein Betroffener nannte sie einmal »das Stigma auf der Innenseite der Stirn«.
Selbststigmatisierungsprozesse sind eines der größten Empowerment-Hindernisse, die es gibt, wir können sie sogar als das Gegenteil von Empowerment auffassen. Daher hat die Überwindung der Selbststigmatisierung eine wichtige Bedeutung in der Empowerment-Förderung.

BEISPIEL → Eine Betroffene berichtet: »Als mir vor zwei Jahren die Diagnose Schizophrenie gestellt wurde, entwickelte ich wohl so etwas wie eine Art Selbststigmatisierung. Durch das Etikett der Schizophrenie fühlte ich mich beschmutzt. Geprägt durch meine Erziehung waren psychische Krankheiten für mich tatsächlich so etwas wie Krankheiten zweiter Klasse. Sie sind etwas, das andere betrifft, aber nicht einen selbst. Wie fehlgeleitet die Vorstellungen meiner Mutter in Bezug darauf sind, sieht man zum Beispiel daran, dass sie seit dem Klinikaufenthalt den Kontakt zu mir abgebrochen hat.

Durch die Diagnose fühlte ich mich abgewertet und völlig verunsichert. Es ist ja fast unmöglich, die Tragweite der Aussage ›Sie sind schizophren‹ zu erfassen. Erst eine intensive Auseinandersetzung mit dem Thema, die Suche nach alternativen Krankheitsdefinitionen und Behandlungsmethoden und die Zeit haben mir geholfen, mich selbst neu zu sortieren.«

Eine häufige Folge von Selbststigmatisierungen sind Schamgefühle. Um diese zu vermeiden, kommt es bei vielen Betroffenen zu einem sozialen Rückzug. Ferner reagieren viele Menschen mit einer reduzierten Selbstachtung (»Ich bin weniger wert als die anderen«) oder einem reduzierten Selbstvertrauen (»Ich kann ja eh nichts«). Betroffene fühlen sich gesellschaftlich ausgeschlossen (»Ich gehöre nicht mehr dazu«) und verhalten sich dann oft überangepasst, um zu vermeiden, als verrückt eingestuft zu werden. Durch die Selbststigmatisierung kann auch ein paranoides Denken gefördert bzw. aufrechterhalten werden (»Die sehen mir alle an, dass ich schon mal in der Psychiatrie war«) oder es kommt zu erhöhter Selbstaufmerksamkeit (»Was ich da gerade mache, ist aber wirklich nicht ganz normal«), und zwar mit der Folge, dass der Betroffene unsicherer und unfreier in seinem Verhalten wird.

Eine weitere Konsequenz der Selbststigmatisierung kann die Selbstdiskriminierung sein. Eine respektvolle Behandlung etwa wird dann gar nicht mehr erwartet, da der Betroffene davon ausgeht, dass sie ihm gar nicht zusteht. Oder er bewirbt sich nur noch auf anspruchslose Arbeitsstellen, da er davon überzeugt ist, dass psychisch kranke Menschen zu komplexeren Tätigkeiten nicht in der Lage sind.

MERKE → Selbststigmatisierung meint die negative Beurteilung der eigenen Person auf Grund einer Psychiatrie-Erfahrung oder einer psychiatrischen Diagnose. Sie ist die in die eigene Person genommene Fremdstigmatisierung und ist eine der größten Empowerment-Hindernisse auf Seiten des Betroffenen.

Professionelle Strategien gegen Selbststigmatisierung

Durch professionelle Hilfe kann es Betroffenen erleichtert werden, ihre Selbststigmatisierung samt negativen Folgen zu durchschauen und sich von ihnen zu lösen. Dazu müssen professionell Tätige in der Lage sein, sich in die Selbststigmatisierung ihrer Klienten einzufühlen. Beispielsweise bedarf es eines Verständnisses dafür, dass diese tieferen inneren Prozesse nur schwer zu beeinflussen sind und die Betroffenen oft lebenslang mit ihnen ringen. Sie können ruhen, werden aber durch erneute Krisen oder Misserfolgserlebnisse schnell wieder geschürt. Klienten berichten oft nicht von sich aus von ihren Selbststigmatisierungen, da diese Prozesse automatisiert und damit unbewusst ablaufen. Auch emotionale Reaktionen wie etwa Schamgefühle werden erst offen angesprochen, wenn es ein vertrauensvolles Verhältnis zwischen Fachperson und Betroffenem gibt.

Zur Selbststigmatisierung kommt es nur, wenn der betroffene Mensch die gesellschaftlichen Vorurteile für berechtigt hält. Daher ist es hilfreich, beim Betroffenen eine Reflexion über die eigene Einschätzung von psychisch kranken Menschen zu fördern. Dies kann in Selbsthilfegruppen, im Rahmen von Psychotherapie oder auch in alltagsbegleitenden Gesprächen geschehen. Wichtige Fragen dabei sind unter anderem:

- Mit welchen Vorurteilen / Stereotypen gegenüber psychiatrieerfahrenen Menschen bin ich aufgewachsen?

- Was dachte ich vor meiner Erkrankung über psychiatrieerfahrene Menschen und was denke ich heute über sie?
- Welche dieser Einschätzungen wende ich auch auf mich selbst an?
- Was glaube ich, was meine Umgebung über mich denkt (Vater, Mutter, Geschwister, Arbeitskollegen, Nachbarn)?

Neben der Überwindung der Selbststigmatisierung ist die Hilfe beim Umgang mit real erlebten Stigmatisierungen und Diskriminierungen sehr wichtig. Dafür wird der Begriff »Stigmamanagement« verwendet. Wie kann ich mich als psychiatrieerfahrener Mensch verhalten, wenn sich etwa ein Arbeitskollege abfällig über psychisch kranke Menschen äußert? Wie gehe ich bei einem Vorstellungsgespräch mit drohender Stigmatisierung um? Wie behaupte ich mich, wenn ich von einer Behörde diskriminiert werde?

Zentral ist bei all diesen Fragen, ob sich der Betroffene mit seiner Psychiatrie-Erfahrung outen sollte. Es kann ein wichtiger Empowerment-Schritt sein, sich mit der eigenen Psychiatrie-Erfahrung nicht länger zu verstecken. Viele Betroffene berichten, dass sie dadurch ein ganz neues Selbstbewusstsein entwickelt haben und sich auch selbst mit ihrer Erkrankung besser aussöhnen konnten. Außerdem kann ein Outing den Zugang zu bestimmten Hilfen erleichtern. Beispielsweise bietet ein Schwerbehindertenausweis bestimmte Rechte und Vorteile, kann aber auch zu einer veränderten Wahrnehmung des Betroffenen durch die Umgebung führen. Eine Offenlegung der Psychiatrie-Erfahrung kann aber auch weitere Stigmatisierung und Diskriminierung zur Folge haben. Allgemein gilt die Empfehlung, mit einem Outing vorsichtig zu sein, wenn sich der Betroffene unsicher fühlt. Ein Outing lässt sich nämlich vielerorts nicht rückgängig machen. Wer einmal diesen Schritt gegangen ist, muss zukünftig damit leben, dass die Umgebung von seiner Psychiatrie-Erfahrung weiß. Jedem wahllos von der eigenen Psychiatrie-Erfahrung zu berichten kann angesichts der tatsächlich existierenden gesellschaftlichen Vorurteile sogar selbstschädigend sein.

Empowerment-Förderung bedeutet hier, dem Betroffenen bei einem selbstbestimmten und reflektierten Umgang mit Informationen über seine psychische Erkrankung zu helfen, ihn auf Risiken und Chancen aufmerksam zu machen und die Frage »Soll ich oder soll ich nicht?« zu differenzieren: Wem möchte ich was wie über mich erzählen?

Eine Aufarbeitung von Selbststigmatisierungstendenzen sowie Hilfen zur Selbstbehauptung bei Fremdstigmatisierung können auch in professionellen Gruppenprogrammen geschehen. Gegenwärtig kenne ich im deutschsprachigen Raum aber nur ein psychoedukatives Programm, in dem das Thema Stigmatisierung überhaupt aufgegriffen wird (AMERING u. a. 2002). Alle anderen Programme bieten keinerlei Hilfe bei der Auseinandersetzung mit diesem schwierigen Thema. Eine besondere Rolle beim besseren Verständnis möglicher eigener Stigmatisierung kommt der gegenseitigen Unterstützung von Betroffenen in Selbsthilfegruppen, aber auch in strukturierten Programmen zu (»peer to peer«). Wer könnte wohl besser ein Gespräch über Selbststigmatisierung und Stigmamanagement anleiten als betroffene Menschen, die dies aus eigener Erfahrung kennen? Sie dienen anderen Betroffenen als Modell für eine positive Auseinandersetzung mit der Erkrankung – ein Aspekt, der kaum überschätzt werden kann. In anderen Ländern wurden bereits Programme entwickelt, wie betroffene Menschen anderen Betroffenen beim Überwinden von Selbst- und Fremdstigmatisierung helfen können (CORRIGAN / LUNDIN 2001). → Partizipation Betroffener, Seite 109 ff.

Die Krankheit annehmen

Wem es nicht gelingt, sich mit seiner psychischen Erkrankung anzunehmen, sich also dafür verurteilt oder selbst stigmatisiert, der gerät häufig in folgende Reaktionsmuster, die beide für den Betroffenen und sein Umfeld schädlich sind:

1. Entweder konfrontiert er sich selbst mit der Tatsache, dass er eine psy-

chische Erkrankung hat, dann ist die Gefahr groß, dass er auf Grund der Selbstverurteilung depressiv, antriebslos oder resignativ wird und sich von der Umgebung zurückzieht.

2. Die andere Möglichkeit ist, die Tatsache der Erkrankung nicht zu akzeptieren, dann beginnt er einen Teil der Realität auszublenden. Möglicherweise hält er sich für gesund und die Umgebung für krank. Er ist dann eventuell nicht in der Lage, sich Hilfe zu holen, wird Frühwarnzeichen verleugnen und auch Hilfen nicht annehmen können.

Die Krankheit anzuerkennen ist eine wichtige Voraussetzung für Empowerment und Genesung. Die psychiatrische Forschung hat sich bisher kaum damit beschäftigt, wie es einem betroffenen Menschen gelingen kann, seine psychische Erkrankung anzunehmen und sich in gewisser Weise mit ihr zu versöhnen. Betroffenenvertretern ist dies aber ein zentrales Anliegen, wohl auch, weil sie aus eigener Erfahrung wissen, wie wichtig das Annehmen der Erkrankung für den Gesundungsprozess ist. Die amerikanische Selbsthilfevertreterin Patricia Deegan beschreibt die Aussöhnung mit der Krankheitserfahrung als eine »Reise ins Herz« (DEEGAN 1996). Für sie besteht das Ziel eines Gesundungs- und Empowermentweges nicht darin, möglichst »normal« zu werden, sondern dass sich der betroffene Mensch mit seinen Eigenarten entfalten und annehmen kann. Zum Annehmenkönnen gehört daher als ein wichtiger Schritt, das Ziel aufzugeben, möglichst »normal« zu sein.

Eine Erkrankung anzunehmen bedeutet nicht, sich einzureden, dass sie schon irgendwie gut für die betreffende Person sein wird. Fast alle betroffenen Menschen wünschen sich, dass sie nicht mehr psychisch krank sind, und dieser Wunsch ist wichtig, um Veränderungsprozesse überhaupt zu ermöglichen. Annehmen bedeutet vielmehr, sich nicht als Person dafür zu verurteilen, dass man diese Erkrankung hat, und die Einschränkungen, die mit der Erkrankung verbunden sind, anzuerkennen. Es ist eine Haltung von: »Ich weiß, dass ich anfällig für psychische Krisen bin oder bestimmte Dinge nicht mehr so gut kann wie früher, aber ich verurteile mich nicht dafür. Ich bin genauso viel wert wie andere Menschen.« Eine solche Haltung zu gewinnen kann sehr schwer sein. Wem sie gelingt, der kann stolz auf sich sein und verdient den Respekt seiner Umgebung.

Professionell Tätige können Betroffene in verschiedener Weise bei diesem Aussöhnungsprozess unterstützen. Das Annehmen von Verlusten und Einschränkungen ist uns Menschen nur möglich, wenn wir über den Verlust trauern können, andernfalls bleiben wir an das Vergangene gefesselt. Bei chronisch kranken Menschen geht es dabei um Trauer über die eigene Krankheitserfahrung, die damit verbundenen Einschränkungen und über das so genannte »ungelebte Leben« (beispielsweise keine Familie gründen oder keine berufliche Karriere machen zu können, eine eingeschränkte Selbstständigkeit usw.). Gerade aber bei schweren psychischen Erkrankungen wird dieser Trauerprozess erschwert. Am Anfang eines Trauerprozesses steht das »Nicht-wahrhaben-Wollen«. Dieser Zustand muss als Trauerphase verstanden werden und darf nicht als Krankheitszeichen interpretiert werden, sonst wird den Betroffenen zumeist die Hilfe bei der Trauerarbeit verwehrt. In einer weiteren Phase kommt es zu aufbrechenden Emotionen wie Wut, Zorn, Traurigkeit oder Angst. Auch diese Gefühle sind vollkommen normal und wieder ist es wichtig, sie als Teil des Trauerprozesses zu verstehen und sie nicht voreilig zu pathologisieren.

Viele Elemente der Empowerment-Förderung, wie ein Würdigen von Ressourcen, der Aufbau eines stärkeren Selbstwirksamkeitsgefühls oder die Aktivierung von Hoffnung, erleichtern das Annehmen der Krankheitserfahrung.

Um uns selbst annehmen zu können, ist eine Umgebung hilfreich, die uns annehmen kann, wie wir sind. Es gilt: »Wenn andere mich so annehmen, wie ich bin, dann ist es für mich viel leichter, mich selbst so anzunehmen.« Und umgekehrt gilt natürlich: »Wenn andere mich nicht annehmen, dann kann ich mich selbst auch schwerer annehmen.« Daher ist es wichtig, dass Mitarbeiter psychiatrischer Institutionen jede Form von Stigmatisierung überwinden.

Stigmatisierung in psychiatrischen Institutionen

Selbststigmatisierung wird durch Fremdstigmatisierung gefördert und aufrechterhalten. Stigmatisierung und Diskriminierung auf gesellschaftlicher Ebene sind durch professionelle Arbeit kaum zu verändern. Was professionell Tätige aber verändern können, ist jene Stigmatisierung, die den Betroffenen durch psychiatrische Einrichtungen widerfahren.

Betroffene werden in Institutionen etwa stigmatisiert, wenn ihnen auf Grund ihrer Erkrankung weniger geglaubt wird als gesunden Menschen oder wenn *jegliches* Verhalten als Ausdruck ihrer Erkrankung interpretiert wird. So berichten Menschen mit einer manisch-depressiven Erkrankung, dass ihnen ein selbstbewusstes Auftreten in krisenfreier Zeit von professioneller Seite manchmal schon als »maniformes Zustandsbild« ausgelegt wird. Stigmatisierung geschieht auch, wenn Diagnosen nicht nur ein psychisches Erleben beschreiben, sondern von professioneller Seite eine Bewertung beinhalten. Zudem werden häufig ganze Klientengruppen stigmatisiert.

BEISPIEL → Viele Mitarbeitende psychiatrischer Einrichtungen haben ein negatives Bild von Borderline-Klienten. »Borderliner sind Teamspalter« oder »Nicht schon wieder ein Borderliner« heißt es in vielen Einrichtungen. So wird eine ganze Klientengruppe stigmatisiert. Hintergrund dieser Abwertung ist in vielen Fällen, dass professionell Tätige nicht genügend für die Arbeit mit Borderline-Klienten qualifiziert sind und zudem in Settings und mit Methoden arbeiten, die bei Borderline-Klienten wenig bewirken. Dies führt zu belastenden Situationen für Klienten und Mitarbeitende sowie zu Misserfolgserfahrungen der Fachpersonen. Dadurch kommt es zur Stigmatisierung von Borderline-Klienten, was wiederum die Behandlung erschwert und die Frustration der Mitarbeiter erhöht. Bei Kollegen, die hinreichend qualifiziert sind und mit borderlinespezifischen Methoden arbeiten, können diese Teufelskreise vermieden werden.

Auch Gewalt und Zwang wirken stigmatisierend. Die Psychiatrie ist ausführendes Organ einer Gesellschaft, die psychisch kranke Menschen diskriminiert. Während ein Tumorpatient jegliche Therapie ablehnen darf, kann ein psychiatrieerfahrener Mensch zwangsweise einer Behandlung zugeführt werden, selbst wenn er nicht suizidal ist und keine Fremdgefährdung vorliegt.

Zusätzlich zu den institutionsbedingten Formen der Stigmatisierung und Diskriminierung neigt natürlich auch jeder Mitarbeiter in mehr oder weniger starkem Maß zu Stigmatisierungen. Wie sollte es auch anders sein, schließlich sind auch professionell Tätige mit gesellschaftlichen Vorurteilen aufgewachsen und können diese nicht einfach ablegen? Untersuchungen zeigen, dass sich die Stigmaneigung von Fachpersonen gegenüber Betroffenen nicht deutlich von der der Gesamtbevölkerung unterscheidet. Um längerfristig eine nicht stigmatisierende Behandlung zu ermöglichen und dadurch auch der Selbststigmatisierung entgegenzuwirken, ist auf professioneller Seite mehr Bewusstsein für diese Prozesse erforderlich. Folgende Fragen sind hilfreich:

- Welche Stereotype bzw. Vorurteile gegenüber psychiatrieerfahrenen Menschen habe ich gelernt?
- Welche Stereotype bzw. Vorurteile gegenüber psychiatrieerfahrenen Menschen gibt es heute noch in meiner Herkunftsfamilie oder sonst in meinem sozialen Umfeld?
- Welche Einschätzungen mir selbst gegenüber hätte ich, wenn ich Patient einer psychiatrischen Klinik würde?
- Ertappe ich mich dabei, dass ich psychiatrieerfahrene Menschen
  - weniger wertschätze als Gesunde bzw. als mich selber,
  - weniger glaube als Gesunden,
  - selbst verantwortlich mache für ihre Erkrankung?

Ich kenne viele psychiatrisch diagnostizierte Menschen, die als Ärzte, Psychologen, Pflegekräfte oder Sozialarbeiter in der psychiatrischen Versorgung tätig sind, sich aber auf Grund der befürchteten Stigmatisierung durch Kollegen nicht zu einem Outing entscheiden können. Wenn sie offen von ihrer eigenen Psychiatrie-Erfahrung sprechen würden, wäre das ein deutliches Zeichen dafür, dass die Psychiatrie ihre Neigung zur Stigmatisierung reduziert hätte.

SELBSTREFLEXION → Angenommen, Sie würden von einer Kollegin, mit der Sie bisher gut zusammengearbeitet haben, erfahren, dass sie lange wegen einer Borderline-Störung in ambulanter Behandlung war. Wie würde sich durch diese Information Ihre Wahrnehmung dieser Kollegin ändern?

Förderung von Eigenaktivität

In der psychiatrischen Arbeit haben wir es oft mit passiven und hoffnungslosen Klientinnen und Klienten zu tun. Gemeint sind Menschen, die manchmal Mühe damit haben, grundlegende Aktivitäten wie Körperpflege oder ein Mindestmaß an Bewegung umzusetzen. Oder jene Menschen, die im Raucherzimmer eines Wohnheims sitzen, denen Kaffee und Zigaretten sehr wichtig sind und die von Fachpersonen vorrangig in Ruhe gelassen werden wollen. In der Fachliteratur wird auch von demoralisierten oder von entmutigten Klienten gesprochen. Oft auf Grund langjähriger Lernerfahrung haben diese Menschen das Zutrauen in die Welt und in ihre eigenen Fähigkeiten verloren. Ihnen sind Hoffnung, Mut und Stolz abhanden gekommen. Viele dieser Menschen haben lange Jahre in psychiatrischen Institutionen zugebracht, oftmals schon in den sechziger oder siebziger Jahren des letzten Jahrhunderts. Sie waren mit einer Psychiatrie konfrontiert, die ihre Würde gebrochen und ihnen ein Gefühl des Ausgeliefertseins vermittelt hat. Heute würde man viele dieser Klienten als traumatisiert bezeichnen. Sie leben in Heimen, auf Langzeitstationen, im Wohnungslosenmilieu, in therapeutischen Wohngemeinschaften oder in der psychiatrischen Familienpflege. Aber auch jüngere Menschen befinden sich manchmal über lange Zeiträume in einem Zustand von Passivität und Resignation. Bei ihnen gibt es andere Gründe als die genannten. Oftmals wurden aber auch sie auf verschiedene Weise traumatisiert und durch ihre lebensgeschichtlichen Erfahrungen dauerhaft entmutigt.

Die klassische Psychiatrie hielt Passivität lange für einen vornehmlich endogenen Prozess und hat ihn unter anderem als Negativsymptomatik beschrieben. Natürlich gibt es krankheitsbedingte Faktoren, die Passivität, Antriebsarmut, Energieverlust und Ähnliches mitverursachen. Daneben beeinflussen aber auch Lerngeschichte, soziale Faktoren oder persönlichkeitsbedingte Prozesse die Fähigkeit und die Bereitschaft eines Menschen, aktiv zu werden. Solche Faktoren sind für die Empowerment-Arbeit besonders interessant, da sie beeinflussbar sind. Ein Teil der Passivität der Klienten, die gerade in vielen Langzeitinstitutionen zu beobachten sind, ist durch die Rahmenbedingungen in der Institution zustande gekommen und wird dadurch aufrechterhalten. Diese Bedingungen bilden ein typisches Hindernis für Empowerment-Prozesse.

⟵ Erlernte Hilflosigkeit

Das wissenschaftliche Konzept der »Erlernten Hilflosigkeit« (SELIGMAN 1999) ist sehr hilfreich, um längerfristig passive Klienten besser verstehen zu können. Erlernte Hilflosigkeit besagt: Menschen, die immer wieder die Erfahrung machen, durch eigenes Handeln die äußere Situation nicht oder kaum beeinflussen zu können, geraten in einen Zustand, in dem sie sich selber nichts mehr zutrauen, sich zurückziehen, die Hoffnung auf Veränderung verlieren sowie inaktiv und antriebslos werden. Es gibt eine hohe Korrelation zwischen dem Gefühl der erlernten Hilflosigkeit und einer depressiven Störung: Wer in seinem Leben häufig Ohnmacht erfahren hat, der hat eine erhöhte Wahrscheinlichkeit, später an einer Depression zu erkranken. Viele psychiatrieerfahrene Menschen befinden sich im Zustand erlernter Hilflosigkeit. Viele psychisch kranke Menschen hatten in ihrer Geschichte keinen oder kaum Einfluss darauf, was mit ihnen geschah: ob sie wieder krank wurden, wie sie in der Klinik behandelt wurden, ob sich Freunde zurückzogen, ob ihnen ein beruflicher Wiedereinstieg gelang usw. Wenn ein Mensch, der sich im Zustand der erlernten Hilflosigkeit befindet, die Möglichkeit erhält, doch Einfluss auf sein Leben zu nehmen, so wird er diese Möglichkeit vermutlich nicht ergreifen, sondern in seinem Zustand von Passivität und Hoffnungslosigkeit verharren. Die Aufgabe der Empowerment-Förderung besteht darin, schon früh Bedingungen zu schaffen, damit Klienten möglichst wenige Erfahrungen von Hilflosigkeit machen. Wenn sich jemand aber bereits in diesem Zustand befindet, so sind spezifische und längerfristige Interventionen nötig, um ihm einen Ausstieg zu ermöglichen.

Selbstwirksamkeitsgefühl

Selbstwirksamkeitsgefühl (nach A. Bandura) meint die Überzeugung, persönliche Fähigkeiten zu besitzen, um bestimmte Handlungen ausführen und Ziele erreichen zu können. Häufig bleiben Menschen passiv, weil sie gar nicht glauben, durch ihr Handeln etwas bewirken zu können. Nur wer erwartet, dass das eigene Handeln erfolgreich ist, der wird auch aktiv sein. Jemand, der der Überzeugung ist, er könne sowieso nichts bewirken, für den ist es »sinnvoll«, passiv zu bleiben. Glaubt jemand beispielsweise, dass er sowieso kein Bewerbungsgespräch erfolgreich überstehen wird, dann wird er sich auch nicht bewerben. Aus seinem subjektiven Blickwinkel wäre jedes Bewerbungsschreiben pure Zeitverschwendung. Das Selbstwirksamkeitsgefühl entscheidet darüber, was ich tue, wie sehr ich mich dabei anstrenge und wie viel Ausdauer ich dabei habe. Viele psychiatrische Klienten haben ein sehr geringes Gefühl von Selbstwirksamkeit. Das ist ein zentraler Grund, warum sie nicht handeln. Das Selbstwirksamkeitsgefühl wird durch verschiedene Aspekte beeinflusst:

Direkte positive Erfahrung: »Hoppla, ich kann das ja.«

Beobachtungen: »Was der kann, kann ich auch.«

Ermutigung: »Ich kann das, die anderen trauen mir das zu.«

Körperliches Befinden: »Spüre ich Kraft in mir oder bin ich immer nur müde und energielos?«

Ein Mensch braucht also direkte Erfahrungen, gute Modelle, Ermutigung und die Wahrnehmung der eigenen Lebendigkeit, um ein Selbstwirksamkeitsgefühl zu entwickeln und zu erhalten. Für die psychiatrische Arbeit stellt sich die Herausforderung, Bedingungen zu schaffen, die sich positiv auf das Selbstwirksamkeitsgefühl auswirken. Leider gibt es im psychiatrischen Kontext zahlreiche Bedingungen, die ein Selbstwirksamkeitsgefühl eher erschweren. Positive Erfahrungen etwa werden behindert, wenn Klienten unterfordert sind. Häufig fehlen auch positive Modelle. Die professionelle Pathologiesicht erschwert die Ermutigung und das Wahrnehmen der körperlichen Kraft wird durch die Medikamentenwirkungen eingeschränkt.

BEISPIEL → Frau Oh arbeitet seit zehn Jahren in einer Werkstatt für behinderte Menschen. In den ersten Jahren fühlte sie sich bei jeder Tätigkeit überfordert. Trotzdem ermutigten die Mitarbeiter sie immer wieder, neue Tätigkeiten auszuprobieren, teils sogar gegen den Widerstand von Frau Oh. Während einer längeren Krankheitsphase der Sekretärin übernahm Frau Oh zunächst deren Kopierarbeiten und später zunehmend mehr Sekretariatsaufgaben. Heute hat Frau Oh einen 400-Euro-Job als Teilzeitsekretärin außerhalb der Werkstatt.

MERKE → **Viele psychiatrieerfahrene Menschen haben ein sehr geringes Gefühl von Selbstwirksamkeit. Sie sind passiv, weil sie nicht glauben, durch ihr Handeln etwas bewirken zu können. Vor allem positive Lernerfahrungen reduzieren diese Haltung.**

Grundrecht auf »minimale Aktivität«

In der Arbeit mit entmutigten Menschen stellt sich aus der Empowerment-Perspektive eine besondere Herausforderung: Haben Fachpersonen überhaupt das Recht, diese Menschen zu »aktivieren«? In unserer Gesellschaft gibt es noch keine Verpflichtung, selbst über sein Leben bestimmen *zu müssen*, eigene Einflussmöglichkeiten auf die Erkrankung nutzen *zu müssen*, gesund werden wollen *zu müssen*, aktiv sein *zu müssen*. Es gibt vielmehr ein unverbrieftes Grundrecht auf etwas, das wir »minimale Aktivität« nennen können: Wer sich um seine Ernährung sorgen, sein Geld vom Sozialamt holen und seine Wohnung halbwegs sauber halten kann, wird in unserer Gesellschaft in Ruhe gelassen, vorausgesetzt andere Menschen fühlen sich von ihm nicht gestört. Er darf zehn Stunden

am Tag vor dem Fernseher sitzen oder darf so viele Zigaretten rauchen und so viel Kaffee trinken, wie er will.
Dieses Grundrecht sollte auch psychiatrieerfahrenen Menschen zustehen. In psychiatrischen Institutionen ist das aber oft nicht der Fall. Die Passivität wird als Krankheitsfolge interpretiert, der therapeutisch-pädagogisch zu Leibe gerückt werden muss. Wenn professionell Tätige nun unter dem Label Empowerment das Grundrecht auf »minimale Aktivität« beschneiden möchten, dann brauchen sie schon sehr gute Gründe dafür. Ich meine selbstverständlich nicht, dass es diese Gründe nicht gibt. Es geht nur darum, deutlich zu machen, dass wir nicht *jede* Aktivitätsförderung als Empowerment »verkaufen« können. Empowerment-Förderung bei diesen Menschen bedeutet vor allem, sie in die Lage zu versetzen, selbst zu entscheiden, ob sie Empowerment wünschen oder nicht. Empowerment-Förderung beinhaltet immer auch die Möglichkeit, das eigene Empowerment abzulehnen, wie dies Menschen außerhalb professioneller Hilfeangebote natürlich massenhaft tun.
Vor allem langzeitkranke Menschen oder Menschen, die viele Jahre in psychiatrischen Institutionen gelebt haben, fühlen sich von bestimmten Empowerment-Anliegen manchmal eher überfordert, als dass sie diese freudig ergreifen und nutzen würden. Ein solches Verhalten ist nur allzu verständlich und zumeist Folge langjähriger Lernerfahrungen. Wer bisher keine Selbsthilfe und Eigenaktivität praktiziert hat, der hat unter Umständen sogar Angst davor. So kann er etwa befürchten, die Fremdhilfe zu verlieren, wenn er selbst zu aktiv wird. Wenn die Fremdhilfe aber als überlebensnotwendig angesehen wird, wird dieser Mensch selbstverständlich passiv bleiben. Wer bisher nicht Selbsthilfe und Eigenaktivität praktiziert hat, ist meistens auch gar nicht der Überzeugung, durch Selbsthilfe etwas bewirken zu können. Und wieder ist es sinnvoll, selbst nicht zu handeln.
Passivität kann sogar eine sehr sinnvolle Selbsthilfestrategie sein. Das ist beispielsweise bei Menschen der Fall, die in ihrem Leben bereits sehr vie-

le Misserfolge erlitten haben: Jeder neue Versuch beinhaltet die Gefahr, erneut zu scheitern. Da jeder Misserfolg das Selbstwertgefühl destabilisiert, kann Passivität eine sinnvolle Bewältigungsstrategie sein, um sich vor weiterem Selbstwertverlust zu schützen. Hinter dieser Funktionalität von Resignation verbirgt sich die sinnvolle Haltung: »Besser, ich probier's gar nicht erst, als dass ich noch mal auf die Schnauze falle.« Andere Klienten werden oder bleiben passiv, um sich vor übermäßigen Reizen zu schützen. Das gilt vor allem für psychoseerfahrene Personen, die sich oftmals den Reizen der Umgebung schutzlos ausgeliefert fühlen. Wenn professionell Tätige in solchen Fällen versuchen, Klienten zu mehr Aktivität zu motivieren, dann können sie sie möglicherweise in einen weiteren Selbstwertverlust oder eine erneute psychotische Krise treiben.
Natürlich aber ist längst nicht jede Passivität eine Selbsthilfestrategie, doch die Möglichkeit sollte immer in Betracht gezogen werden.

Grundhaltung: passive Aktivität

Professionell Tätigen fällt das Nichthandeln schwerer als das Handeln. Dabei ist gerade die professionelle Zurückhaltung die Ermöglichung dafür, dass Betroffene ihre eigenen Fähigkeiten entdecken und nutzen lernen. »Man hilft den Menschen nicht, wenn man für sie tut, was sie selbst tun können« – dieses inzwischen geflügelte Wort Abraham Lincolns mag sofort einleuchten, und doch ist seine Umsetzung in der psychiatrischen Arbeit alles andere als leicht. Passivität von professioneller Seite bedeutet nämlich in gewisser Hinsicht ein »Sichausliefern« an den Patienten und an die Erkrankung. Die Entscheidungen und Lösungsversuche Betroffener sind meist nicht so geradlinig, wie sie von professioneller Seite gewünscht werden. Professionellen fällt es zudem schwer, Vertrauen in die Fähigkeiten des Gegenübers aufzubringen. Ohne Vertrauen aber ist Abwarten, ist »Lernenlassen« nicht möglich. Wenn der Betroffene etwas in meinen Augen garantiert nicht kann, dann brauche ich nicht zu warten, dann ist vielmehr Fremdhilfe angebracht. Professionelle Zurückhaltung ist damit immer an Vertrauen gebunden. Wenn Vertrauen nicht vorhanden ist, werden Lösungswege vorgegeben, Aufgaben abgenommen, Entscheidungen stellvertretend getroffen, kurz: Der professionell Tätige gerät in einen »fürsorglichen Aktivismus«, der dem Wohl und dem Schutz des Betroffenen dienen soll.

Diese Tendenz gibt es in fast allen helfenden Berufen und ist vor allem in der Psychiatrie eine große Gefahr. Schwer psychisch kranke Menschen sind während ihrer akuten Krankheitsphasen auf viel Unterstützung angewiesen; diese Unterstützung dann zum rechten Zeitpunkt zurückzunehmen und dem Gegenüber damit wieder mehr zuzutrauen, das ist ein schwieriger Balanceakt. Dabei sind natürlich nicht nur die professionell Tätigen an die schon eingeübte Rollenaufteilung der akuten Krankheitsphase »gefesselt«, sondern ebenso die Betroffenen selbst und auch ihre Angehörigen. Passive Aktivität bedeutet dann unter Umständen, einem Patienten gegen seinen eigenen Willen Unterstützung zu entziehen, worauf dieser im ungünstigen Fall mit Ärger oder mit Regression reagiert – möglicherweise aber auch mit zunehmender Aktivität.

Vor allem in Gruppen spüren professionell Tätige einen großen Druck zur Gestaltung und auch zur »Unterhaltung«. Passive Aktivität in der gruppentherapeutischen Arbeit bedeutet stattdessen, sehr sensibel für die Gruppenprozesse zu sein, unangenehme Stimmungen oder Ratlosigkeit auszuhalten, Gruppenabläufe weniger zu planen und Offenheit für neue und unerwartete Ideen zu beweisen.

MERKE → **Als professionell Tätige neigen wir zum »Machen«. Empowerment-Förderung bedeutet häufig gerade, durch Nichthandeln die Eigenaktivität der Klienten zu ermöglichen.**

Professionelle Hindernisse für Eigenaktivität

Viele psychiatrische Langzeiteinrichtungen sind so strukturiert, dass sie die Eigenaktivität ihrer Klienten nicht fördern, sondern sogar behindern. Das widerspricht dem Anliegen der Institution und schadet in den meisten Fällen den Betroffenen. Ein wichtiger Schritt in der Förderung von Eigenaktivität besteht daher darin, die eigene Einrichtung (Tagesablauf, Regeln, Strukturen usw.) daraufhin zu untersuchen, welchen Einfluss sie auf die Aktivität der Klienten hat.

BEISPIEL → Auf einer gerontopsychiatrischen Station wird das Essen im Tablettsystem »mundgerecht« angeliefert. Und das, obwohl viele Patienten sehr wenig Beschäftigung haben und es genügend Patienten gäbe, die gemeinsam mit einer Köchin bereit wären, das Mittagessen zuzubereiten.

Mitarbeiter psychiatrischer Einrichtungen sprechen manchmal vom »Hotel Mama« oder vom »All-inclusive-Angebot«. Gemeint ist damit, dass den Klienten viele Dinge abgenommen werden, auch solche, die sie selbst ausführen könnten. Dadurch werden sie dann in einer Einrichtung nicht befähigt, den Alltag selbstständiger zu gestalten, sondern sie verlieren weitere Fähigkeiten. Beispielsweise kann ein hoher Anspruch an die Sauberkeit in einer Institution dazu führen, dass Mitarbeiter schnell Reinigungsaufgaben für den Klienten übernehmen, wenn dieser sie vernachlässigt. Die Klienten geraten zunehmend in eine regressive Position, trauen sich bestimmte Tätigkeiten nicht mehr zu oder erlernen Strategien, um Hilfspersonen dazu zu bewegen, für sie aktiv zu werden. Als Extrem ist dieser Zustand als Hospitalismussyndrom beschrieben worden.

SELBSTREFLEXION → **Wodurch behindert meine Institution die Eigenaktivität der Klienten? Wodurch würde ich mich selbst in meiner Eigenaktivität eingeschränkt fühlen, wenn ich Klient in meiner Institution wäre?**

Natürlich kann nicht nur die Institution die Eigenaktivität eines Klienten behindern, sondern auch die Art und Weise, wie die dortigen Mitarbeiter mit dem Klienten umgehen. Die Persönlichkeit des Helfers entscheidet maßgeblich darüber, inwieweit Empowerment ermöglicht oder behindert wird. Das ist ein ganz normaler Prozess, der nicht nur in psychiatrischen Einrichtungen geschieht. Er kommt in allen Situationen vor, in denen Menschen zusammenkommen, beispielsweise im privaten Umfeld und im Kontakt zwischen Eltern und ihren Kindern. Für die empowermentorientierte Arbeit ist es wichtig, mehr Wachsamkeit und Reflexion für diese »Fallen« zu entwickeln und sich als Mitarbeiter darum zu bemühen, sie zu überwinden. Beispielsweise wird Eigenaktivität behindert, wenn Mitarbeitende:

- die Kontrolle über die Situation behalten möchten (»Nur so, wie ich es im Kopf habe, ist es richtig«);
- Passivität schlecht ertragen können, das Zuschauen schwer fällt, sie immer etwas »zu tun« haben müssen (»Ich mach das mal schnell«);
- Langsamkeit oder Fehlerhaftigkeit schlecht ertragen können (»Anders geht das viel besser«);
- denken, dem Klienten etwas nicht »antun« zu können, und selbst aktiv werden (»Dem geht's doch schlecht, da kann ich ihm das doch wohl schnell mal abnehmen«);
- es als zu anstrengend empfinden, sich auf Diskussionen mit dem Klienten einzulassen, und es ihm daher lieber abnehmen (»Letztes Mal hab ich auch schon so lange mit ihm drüber diskutiert. Das tue ich mir nicht noch mal an«);
- aktiv werden, weil der Klient die Aktivität wünscht und sie diesem »gefallen« möchten;
- das Gefühl haben, für ihr Geld etwas leisten zu müssen;
- nicht genug Zeit haben und etwas dann lieber schnell selbst machen.

⟵ Motivation

Gemeinhin sind wir Fachleute uns einig: Eine der Hauptschwierigkeiten in der psychiatrischen Arbeit besteht in der fehlenden Motivation der Klienten. Diese sind nicht oder nur wenig bereit, an bestimmten Therapieprogrammen teilzunehmen oder Eigenaktivität zu entfalten. Schnell heißt es dann über einen Klienten: »Der ist ja gar nicht motiviert.« Wir erklären das Scheitern unserer Intervention dann mit seiner mangelnden Motivation, womit der fehlende Wille des Gegenübers gemeint ist. Damit sind wir professionell Tätige »fein raus«. Wir müssen unsere Intervention nämlich nicht daraufhin hinterfragen, ob sie wirklich die Bedürfnisse des Klienten traf, sondern geben letztlich einseitig ihm die »Schuld« für das Misslingen eines Hilfeangebotes. Doch ganz so einfach ist es nicht, denn es gibt überhaupt keine unmotivierten Klienten. Menschen sind immer motiviert, die Frage ist nur, wozu! Wenn wir sagen: Der ist ja gar nicht motiviert, dann meinen wir damit: Der möchte nicht machen, was wir für sinnvoll halten. Viele psychiatrische Klienten wenden sehr viel Energie dafür auf, dass sie nichts tun müssen, passiv bleiben dürfen und sich in ihrem Leben nichts ändert. Auch das ist natürlich eine Form der Motivation, oft ist sie sogar sehr stark.

MERKE → **Es gibt keine unmotivierten Klienten, sondern die Frage ist immer: Wozu ist jemand motiviert?**

Lange herrschte von professioneller Seite die Einschätzung, jemand sei entweder motiviert oder er sei es eben nicht, und eine professionelle Arbeit lohne sich eben nur mit jenen, die motiviert seien. Heute wird die Förderung der Motivation eines Klienten als Aufgabe professioneller Arbeit verstanden. Motivation steht oftmals nicht am Beginn eines Klienten-Helfer-Kontaktes, sondern ist schon das Ergebnis, also ein Erfolg eines professionellen Bemühens. Das heißt: Der professionelle Helfer darf Motivation nicht erwarten, sondern braucht ein Konzept, wie er sie fördern kann.

Es gibt einige Grundbedingungen zur Förderung von Motivation. Die wichtigste ist wohl die, dass Motivation auf Freiwilligkeit und auf selbstgesetzten Zielen beruhen muss. Menschen sind nur dann bereit, sich für etwas einzusetzen und zu engagieren, wenn sie es *wirklich* möchten. Zur Förderung der Eigenaktivität eines Klienten hat es daher oberste Priorität herauszufinden, was er eigentlich möchte, woran sein Herz hängt, was ihm wirklich wichtig ist im Leben. → Ressourcenorientierung, Seite 24 ff.

Viele Ziele von Klienten entsprechen nicht den von professioneller Seite verfolgten Zielen und sind nicht normkonform.

BEISPIEL 1 → Als »Ikarus vom Lautertal« hat in Süddeutschland der in jungen Jahren als schizophren diagnostizierte Gustav Mesmer einen hohen Bekanntheitsgrad erreicht. Der 1903 Geborene verbrachte insgesamt 35 Jahre in verschiedenen psychiatrischen Kliniken. Sein dringlichstes Interesse bestand darin, fliegende Fahrräder zu konstruieren, wovon ihn die Fachleute abzuhalten versuchten. In den Kliniken wurde dieses »Hobby« als krankhaft abgetan und unterbunden, sodass Gustav Mesmer nur Zeichnungen von Flugobjekten anfertigen konnte. 1964 wurde er schließlich aus der Psychiatrie entlassen und kam in ein Altersheim. Dort richtete man ihm eine kleine Werkstatt ein, damit er seine Flugobjekte bauen konnte. Er wurde in der Region zunehmend bekannter, es fanden Ausstellungen statt, sein Lebensweg wurde in einem Film und einem Hörspiel verarbeitet. Als Höhepunkt seiner Karriere wurde einer seiner kreativen Apparate ein viel bestaunter Mittelpunkt im deutschen Pavillon der Weltausstellung in Sevilla 1992.

BEISPIEL 2 → Nach seiner ersten Psychose verliert Herr Kar seine Anstellung als Journalist bei der Lokalzeitung, einer Tätigkeit, der er mit großer Freude nachgegangen war. Daraufhin gerät er in eine schwere Depression. In seinem Umfeld und von professioneller Seite versucht man ihn zu einer Umschulung als Bürokaufmann zu bewegen. Herr Kar hat kein Interesse an einer Tätigkeit als Bürokaufmann, fügt sich aber dem Reha-Vorschlag. Während der Umschulung kommt es zu mehreren psychotischen Krisen, weshalb sie schließlich scheitert und in einer Berentung mündet. Herr Kar engagiert sich heute ehrenamtlich bei einem Lokalradio und gehört dort zu den tragenden Säulen. Sein Leben verläuft weitestgehend krisenfrei.

Empowerment-Förderung bedeutet, die Interessen des Klienten so weit wie möglich aufzugreifen. Zu den selbst gesetzten Zielen gehört auch ein möglichst hohes Ausmaß an persönlicher Kontrolle während der Handlung und Zielerreichung. Eng gefasste Zeithorizonte und zeitlich vorgegebene Rehabilitationspläne können Empowerment-Prozesse erschweren. Natürlich gibt es Grenzen des »Mitgehens« durch professionell Tätige, auf die ich im Kapitel zur Selbstbestimmung ausführlich eingehe. Th. Bock (2005) betont, dass es in einer nutzerorientierten Behandlung in erster Linie die Fachpersonen sind, die sich »compliant« mit den Bedürfnissen des Betroffenen verhalten müssen, und nicht umgekehrt.

Gründe für Passivität

Menschen sind nicht grundlos passiv. Es gibt verschiedene Ursachen, warum sie ihre Eigenaktivität nicht entfalten können oder dies nicht wollen. Erst wenn der professionell Tätige die Gründe für die Passivität seines Klienten kennt, kann er Strategien entwickeln, um diesem dabei zu helfen, selbst wieder aktiv zu werden. Der erste Schritt besteht daher in dem Verständnis, warum jemand passiv bleibt. Dabei wird davon ausgegangen, dass die Passivität des Klienten unter den gegebenen Bedingungen eine sinnvolle Strategie ist, andernfalls würde er sie nicht beibehalten. Die Hintergründe der Passivität eines Menschen zu verstehen ist wichtig, um ihm gegenüber nicht eine negative Grundeinstellung einzunehmen. Wenn wir uns das Verhalten unseres Gegenübers nicht erklären können, werden wir schnell dazu verleitet, ihm oder ihr eine Absicht zu unterstellen (»Der will einfach nicht«). Viele Klienten können danach befragt werden, was es ihnen schwer macht, aktiv zu werden, und wodurch ihnen eine Eigenaktivität erleichtert würde. Ein solches Gespräch ist aber nicht mit allen Klienten möglich, manchmal müssen die Hintergründe für die Passivität daher erschlossen werden. Es gibt viele Gründe für Passivität, folgende kommen häufig vor:

Fehlende Notwendigkeit: »Wenn ich's nicht mache, machen die anderen es eh für mich.« Kranken Menschen wird in unserer Gesellschaft viel abgenommen, das ist vor allem in akuten Krankheitszeiten sinnvoll. Häufig wird dieses Verhalten der sozialen Umgebung aber auf stabilere Zeiten ausgedehnt. Dadurch können dann die Fähigkeiten des Betroffenen und seine Eigenaktivität reduziert werden. Das kann durch die psychiatrische Institution geschehen, es können aber auch die Angehörigen sein, die den Betroffenen entlasten möchten. Wichtig sind hier die Fragen: Wo werden dem Klienten Dinge abgenommen, die er selbst erledigen könnte? Und: Welche Tätigkeiten werden dem Klienten nicht mehr zugetraut, und stimmt es tatsächlich, dass er sie nicht mehr selbst erledigen kann?

Paternalistisches Beziehungsmodell: »Es ist doch klar, dass die anderen für mich entscheiden und handeln.« Viele, vor allem langjährige Klienten sind in einem solchen Beziehungsmodell gefangen. Sie haben gelernt, dass ihre eigene Meinung sowie ihre eigenen Ziele und Wünsche nichts zählen. Ihr Selbstwirksamkeitsgefühl und ihr Selbstvertrauen sind sehr gering. Sie selbst fühlen sich schwach und machtlos, die anderen werden als stark und entscheidungsbefugt erlebt. Ein Betroffener sagte einmal: »Ich weiß auch nicht, was die Ärzte mit mir vorhaben. Ich muss einfach abwarten, wie es weitergeht.« Diese Haltung kann meist nur durch viele kleine Lernerfahrungen und die Ermutigung zu (zunächst kleinen) Entscheidungen und Eigenaktivitäten abgebaut werden. → Selbstbestimmung, Seite 33 f.

Angst vor Veränderung: »Das Gegenwärtige kenne ich, alles andere ist neu für mich.« Wir Menschen sind »Gewohnheitstiere« und behalten gerne Verhaltensweisen bei, nur weil sie uns vertraut sind. Dies gilt selbst dann, wenn wir uns durch diese Verhaltensweisen selbst schädigen. Angst vor Veränderung kann so weit gehen, dass der Tagesablauf und jede Handlung minutiös geplant ist und dass kleinste Abweichungen bereits Angst verursachen. Auch hier ist die Ermutigung zu kleinen Schritten hilfreich. Beispielsweise kann ein Klient dazu ermutigt werden, seinen Spazierweg etwas zu verändern oder eine kleine Änderung in seinem Tagesablauf vorzunehmen. Dabei geht es um das generelle Trainieren von Flexibilität.

Weitere Gründe für Passivität und Fixierung auf Fremdhilfe sind etwa die

Verhaltensträgheit (»Ich kann mich einfach nicht aufraffen«), die allen Menschen bekannt sein dürfte. Auch ein geringes Selbstwirksamkeitsgefühl und ein damit verbundener Zustand erlernter Hilflosigkeit können Gründe sein. Passivität kann ferner durch ein Fähigkeitsdefizit (»Ich weiß einfach nicht, wie ich's machen soll«) verursacht sein. Das gilt wieder vor allem für langzeitkranke Klienten, die selbst Routineaufgaben wie das Bedienen einer Kaffeemaschine nicht mehr beherrschen. Mögliche weitere Gründe sind ein Informationsdefizit (»Ich durchschaue die Situation nicht«) oder ein Problem auf der Beziehungsebene zwischen Klient und Betreuer (»Was der will, mach ich noch lange nicht«). In den meisten Fällen gibt es »Ursachenbündel«, die die Eigenaktivität eines Menschen behindern. Beispielsweise fehlt die Notwendigkeit für Veränderung *und* der Klient hat Angst vor Neuem. Bei vielen Klienten ist das Selbstwirksamkeitsgefühl gering ausgeprägt und wirkt sich auf ihre Aktivität aus.

FALLARBEIT → **Beantworten Sie die folgenden Fragen in Bezug auf einen Ihrer Klienten, der eher passiv erscheint, Ihnen aber durchaus sympathisch ist: Welche Gründe sehe ich für die Passivität meines Klienten? Wann und wie war mein Klient das letzte Mal aktiv? Warum konnte er in der Situation aktiv werden? Wie kann ich ihm helfen, solche Aktivitäten verstärkt auszuüben?**

MERKE → **Jeder Mensch, der selbst nicht aktiv wird, hat gute Gründe für dieses Verhalten. Ohne ein Verständnis für die Ursachen der Passivität lässt sich ein hilfreiches professionelles Vorgehen schwer planen.**

Individuelle Selbsthilfe und Selbsthilfe in Gruppen

Niemand ist psychischen Krisen hilflos ausgeliefert. Alle betroffenen Menschen haben zahlreiche Selbsthilfemöglichkeiten, um sich vor weiteren Krisen, belastenden Symptomen oder negativen Folgen der Erkrankung zu schützen. Die klassische Psychiatrie hat die Selbsthilfemöglichkeiten psychisch kranker Menschen bis weit in die achtziger Jahre hinein vollkommen vernachlässigt. Heute wissen wir durch die Studien zur Bewältigungsforschung: Jeder Mensch, der von psychischen Schwierigkeiten betroffen ist, versucht etwas dagegen zu tun. Ausnahmen davon gibt es nur, wenn die psychischen Veränderungen als positiv empfunden werden oder große Vorteile für den Betroffenen haben (sekundärer Krankheitsgewinn).
Es gibt zahlreiche Formen der persönlichen Selbsthilfe, etwa Ablenkung, körperliche Aktivität, Schlaf oder verschiedenste Formen von Entspannungsübungen. Daneben gibt es Selbsthilfestrategien, die auf einzelne Symptome abzielen: Beispielsweise hört ein Klient sehr laut Walkman, um seine psychotischen Stimmen zu übertönen, oder eine Klientin malt sich mit einem roten Stift Striche auf den Unterarm, um den Eindruck von fließendem Blut nachzuempfinden und sich so vor einer Selbstverletzung zu schützen. Einige Bewältigungsstrategien führen kurzfristig zu einer Erleichterung, haben aber längerfristig negative Folgen, zum Beispiel sozialer Rückzug oder Alkohol- und Drogenkonsum als Schutz vor psychotischem Erleben.

Den individuellen Selbsthilfemöglichkeiten auf der Spur

Selbsthilfe bedeutet nicht, dass professionell Tätige hier keine Aufgabe hätten. Ganz im Gegenteil können sie durch ihr Verhalten ganz entschieden Selbsthilfe erleichtern – oder behindern. Viele Klientinnen und Klienten brauchen zunächst eine Ermutigung, um sich überhaupt mit ihren individuellen Selbsthilfemöglichkeiten zu beschäftigen. Vor allem langzeitkranken Menschen wurde von der Fachseite oft vermittelt, dass sie keinen eigenen Einfluss auf ihre Erkrankung hätten. Eine Klientin erzählt: »Mein Arzt sagte mir: Da können Sie selbst gar nichts machen, außer auf die Wirkung der Medikamente vertrauen.« Oder aber sie haben Strategien erprobt, die sich als nicht wirkungsvoll erwiesen, wodurch sich ihr Gefühl von Ohnmacht und Ausgeliefertsein noch verstärkt hat.

Professionell Tätige können Betroffenen helfen, die schon praktizierten Formen der Selbsthilfe mehr zu würdigen und damit zu festigen. Sie können zum Erproben von Selbsthilfemöglichkeiten ermutigen und Anregungen für spezifische Selbsthilfeformen geben. Ferner können sie Betroffenen helfen, »dranzubleiben«, den Mut nicht zu verlieren, auch wenn sich neu erprobte Selbsthilfemöglichkeiten nicht sofort als wirkungsvoll erweisen.

Verschiedene Fragen bieten den Betroffenen Anregungen, um sich über die eigenen Selbsthilfemöglichkeiten Gedanken zu machen: »Möchten Sie auf Ihre psychischen Krisen überhaupt verzichten? Was erleben Sie eventuell positiv und hat daher auch eine Anziehung für Sie? Was möchten Sie nicht mehr erleben?« Es gibt viele manische Klienten, die auf bestimmte Erlebnisweisen nicht verzichten möchten. Wird das nicht vorab geklärt, gelingt die weitere Erarbeitung von Selbsthilfemöglichkeiten nicht. Um schon praktizierte Selbsthilfestrategien zu sammeln, sind möglichst konkrete Fragen hilfreich. Also nicht: »Was tun Sie, um sich vor Krisen zu schützen?«, sondern: »Was haben Sie das letzte Mal getan, als die Stimme wieder so laut wurde?«

In einem ersten Schritt sollten bereits genutzte Selbsthilfemöglichkeiten gesammelt werden, auch jene, die schon vor längerer Zeit einmal erfolgreich praktiziert wurden, eventuell aber in Vergessenheit gerieten. Wichtig ist es, auch jene Verhaltensweisen zusammenzutragen, die sich nur als kurzfristig hilfreich, längerfristig aber als schädlich erwiesen haben. In einem zweiten Schritt können Anregungen für weitere Selbsthilfeformen gegeben werden. Dies kann etwa durch Vorschläge geschehen oder durch Berichte von anderen Betroffenen, entweder in schriftlicher Form oder im Rahmen von Gruppengesprächen. Die Frage »Was können Sie selbst tun, um sich vor diesem und jenem Symptom zu schützen?« ist sehr sinnvoll, um die bereits vorhandenen Selbsthilfeideen aufzuspüren. Sie darf aber nicht zugleich Anfang und Ende der Suche nach Selbsthilfemöglichkeiten sein, sondern muss durch Ideen der Fachpersonen oder anderer Betroffener ergänzt werden. Ergebnis einer solchen »Schatzsuche« kann eine schriftliche Aufstellung von sinnvollen Bewältigungsstrategien sein. Solche Strategien können nur durch Erfahrung erarbeitet werden, das heißt, verschiedene Verhaltensweisen müssen erprobt werden, eventuell auch öfter, um sie in ihrer Wirksamkeit besser einschätzen zu können.

Viele Selbsthilfemöglichkeiten sind störungsspezifisch

Die Unterstützung beim Erkennen und Nutzen von Selbsthilfemöglichkeiten setzt bei der Fachperson Know-how voraus. Zunächst muss sie wissen, welche Strategien überhaupt existieren. Ferner ist Wissen darüber erforderlich, wie Klienten am besten beim Erkennen und Nutzen ihrer Selbsthilfemöglichkeiten unterstützt werden. Diese Aufgabe ist alles andere als einfach, denn viele Selbsthilfemöglichkeiten sind störungsspezifisch, sodass ein umfangreiches Wissen über die Bewältigungsmöglichkeiten der jeweiligen Störung erforderlich ist. Anhand der Störungsbilder Psychosen, Borderline, Stimmenhören und Panikattacken lässt sich gut zeigen, wie unterschiedlich die möglichen Selbsthilfestrategien sein können.

MERKE → **Viele Selbsthilfemöglichkeiten sind störungsspezifisch und setzen daher auf professioneller Seite Wissen über die jeweiligen Handlungsmöglichkeiten voraus.**

⟵ Psychosen

Psychoseerfahrene Menschen haben sehr viele Selbsthilfemöglichkeiten, um sich vor weiteren psychotischen Krisen zu schützen oder um Symptome als weniger belastend zu erleben (Knuf/Gartelmann 2006). Oftmals verlaufen psychotische Zuspitzungen nach speziellen Mustern. Beispielsweise geriet ein junger Goldschmied mehrere Jahre nacheinander kurz vor den Weihnachtsfeiertagen in eine psychotische Krise. Grund dafür war der für ihn unerträgliche berufliche Stress in der Vorweihnachtszeit. Wichtig ist es, solche Muster zu erkennen und neue Verhaltensweisen zu planen, um sich davor zu schützen. Die wohl wirkungsvollste Form der Selbsthilfe ist das Erkennen von Frühwarnzeichen im Vorfeld psychotischer Episoden. Mehr als zwei Drittel aller psychoseerfahrenen Menschen und noch mehr Angehörige nehmen Veränderungen *vor* psychotischen Krisen wahr. Gelingt es, diese Frühwarnzeichen zu erkennen und darauf angemessen zu reagieren, so lassen sich psychotische Zuspitzungen abschwächen und Klinikaufenthalte vermeiden.

Fachpersonen müssen zunächst wissen, welche Frühwarnzeichen es bei Psychosen geben kann. Mittlerweile gibt es zahlreiche entsprechende Listen. Die umfangreichste wurde von der Gruppe »Selbstchecker« im Bundesverband der Psychiatrie-Erfahrenen entwickelt. Neuerdings liegen auch spezifische Listen etwa für Menschen mit manischen Krankheitsphasen vor (Jelley/Elmer 2004). Solche Listen sind sehr hilfreich, weil das eigenständige Erinnern von Frühwarnzeichen ausgesprochen schwierig ist. Wenn ich eine Klientin frage: »Welche Veränderungen nehmen Sie vor einer Krise wahr?«, dann erhalte ich möglicherweise die Antwort: »Das kommt bei mir wie aus heiterem Himmel.« Gebe ich ihr hingegen eine Liste und bitte sie, jene Veränderungen anzukreuzen, die sie bei sich selbst bereits beobachtet hat, so erkennt sie wahrscheinlich mehrere Anzeichen wieder.

Auch die Arbeit in Gruppen hat sich für das Thema Frühwarnzeichen bewährt. Frühwarnzeichen können in Selbsthilfegruppen ebenso erarbeitet werden wie in psychoedukativen Gruppen. ⟶ Informationsvermittlung, S. 100 f.

Auch Borderline-Klienten haben verschiedenste Selbsthilfemöglichkeiten (KNUF / TILLY 2006). Ähnlich wie psychoseerfahrene Menschen können sie durch eigene Strategien krisenhafte Zuspitzungen vermeiden. Darüber hinaus haben sie die Möglichkeit, in akuten Krisensituationen Symptomverhalten zu vermeiden.

⟵ **Borderline**

Beispielhaft sei dazu der so genannte Notfallkoffer erwähnt, der auch im Rahmen der Dialektisch-Behavioralen Therapie (DBT) Anwendung findet. Der Notfallkoffer enthält real vorhandene Dinge, die die Betroffenen Schritt für Schritt zusammentragen und an einem für sie gut erreichbaren Ort verwahren. Der Notfallkoffer kann unter anderem Dinge zur Ablenkung, zum Wohlfühlen, zur Beruhigung oder zur Entspannung beinhalten. Ferner kann er auch Hilfen für akute Hochstresssituationen beinhalten, die sonst häufig zu Symptomverhalten wie Selbstverletzungen führen. Vielen Betroffenen helfen in diesen Situationen intensive Sinnesreize wie etwa:

- Geruch: Ammoniak, Duftöle;
- Geschmack: Chilischote, scharfe Gummibären;
- taktil: Igelball;
- Temperatur: Coldpacks oder Eiswürfel.

Bei der Erarbeitung eines Notfallkoffers werden möglichst jene Selbsthilfestrategien zusammengetragen, die die Betroffenen bereits eigenständig entwickelt haben. Anschließend werden von professioneller Seite Anregungen für weitere Hilfsmittel gegeben.

BEISPIEL → Frau Peh betrinkt sich vornehmlich in Situationen, in denen sie sich von allen ihr wichtigen Menschen verlassen fühlt. In diesem intensiven Verlassenheitsgefühl kann sie sich nicht mehr vorstellen, dass ihre Freunde überhaupt noch existieren. In den Notfallkoffer hat sie daher Fotos ihrer Freunde getan, ferner Briefe und Telefonnummern. Ihr ist es bereits mehrere Male gelungen, den Notfallkoffer zu nutzen, anstatt sich wieder übermäßig zu betrinken.

Daneben gibt es zahlreiche Selbsthilfeformen, um mit spezifischen Symptomen oder Erlebnisweisen möglichst konstruktiv umgehen zu können. Beispielsweise haben viele Betroffene gelernt, Wutausbrüche zu vermeiden, indem sie frühzeitig ihre Wut ausdrücken, ohne sich oder andere dabei zu schädigen. Hilfreich kann etwa ein Boxsack im Keller sein oder Schlagzeugspielen. Auch zur Bewältigung von Dissoziationen haben zahlreiche Betroffene eigene Bewältigungsformen entwickelt, wie etwa das Abklopfen des Körpers, das Berühren von Gegenständen in der Umgebung oder das Benennen von Ort und Zeit.

Stimmenhören

Durch die Stimmenhörer-Bewegung wissen wir heute, dass etwa 3 Prozent der Bevölkerung Stimmen hören, nur ein Teil von ihnen hat deshalb eine psychische Erkrankung. Vor allem Menschen, die gut mit ihren Stimmen zurechtkommen, haben verschiedene Strategien entwickelt, um den negativen Einfluss zu reduzieren. Stimmenhörende Menschen können es beispielsweise lernen, ihre Stimmen zu begrenzen. Sie werden dabei nicht weggedrängt, sondern kontrolliert. Die Kontrolle erfolgt etwa, indem den Stimmen Redezeiten eingeräumt werden und der Betroffene ihnen außerhalb der vereinbarten Redezeiten nicht mehr zuzuhören versucht.

Eine andere Strategie besteht darin, Stimmen zu externalisieren. Die Stimme erhält einen Namen, um mit ihr in einen Dialog treten zu können. Dadurch wird ein Abstand zur Stimme erleichtert. Ferner machen viele Betroffene die Erfahrung, dass es für sie hilfreich ist, den Bedeutungszusammenhang der Stimmen zu verstehen. Die Inhalte werden nicht als »verrückt« aufgefasst, sondern als Ausdruck innerer Konflikte oder aktueller Themen.

Angst und Panik

Selbsthilfe ist eine der wichtigsten Formen der Bewältigung von Panikstörungen überhaupt (Schmidt-Traub 2001). Panik tritt oft in Situationen auf, in denen sich den Betroffenen keine Unterstützung bietet, sie sind also mit der Panik »allein«. Sie können lernen, aufkommende Panikanfälle abzufangen. Viele haben ein intuitives Wissen, dass eine Konfrontation mit der Angst auslösenden Situation wichtig ist, um den eigenen Aktionsradius nicht immer weiter einzuschränken. Sie praktizieren Entspannungstechniken, um ihr Stressniveau zu senken und sich so vor aufkommenden Angstanfällen zu schützen. In der Paniksituation versuchen sich viele durch Selbstberuhigung zu helfen. Wie bei anderen Störungsbildern auch, so gibt es bei Angststörungen Selbsthilfestrategien, die zwar kurzfristig hilfreich, längerfristig aber schädigend sind. Eine Betroffene hatte so stark Angst vor Menschenansammlungen, dass sie nicht mehr einkaufen gehen konnte. Sie bat ihre Freundin, sie zu begleiten. So konnte sie zwar wieder zum Einkaufen gehen, längerfristig führte es aber dazu, dass sie ohne Begleitperson gar nicht mehr aus dem Haus gehen konnte.

Die hier genannten Selbsthilfemöglichkeiten der jeweiligen Klientengruppe sind nur beispielhaft und können umfangreich ergänzt werden. Der Überblick dürfte aber gezeigt haben, dass die Formen der Selbsthilfe sehr von der zu Grunde liegenden psychischen Schwierigkeit abhängen.

SELBSTREFLEXION → **Zu welchen Störungsbildern sind Sie ausreichend über Selbsthilfemöglichkeiten informiert? Zu welchen Störungsbildern würden Sie sich gerne weiter informieren?**

In den letzten Jahren wurden zahlreiche Materialien entwickelt, die Betroffenen helfen, ihre eigenen Selbsthilfemöglichkeiten zu erkennen und zu nutzen. So gibt es den Selbsthilfebogen für Stimmenhörer, den Vorsorgebogen für Psychoseerfahrene und den Selbsthilfebogen für Borderline-Betroffene. Auch von Betroffenenseite wurden verschiedene Materialien erstellt. Eine Internetliste findet sich im Anhang.

Selbsthilfe in Gruppen

Selbsthilfe in Gruppen stellt eine wichtige Unterstützungsform dar. Allein in Deutschland gibt es geschätzte 70.000 bis 100.000 Selbsthilfegruppen, davon etwa 5.000 Gruppen zu psychischen Erkrankungen

(Matzat 2004). Studien zeigen, dass Selbsthilfegruppen besonders wirkungsvoll sind, weil sie Betroffenen vermitteln, mit ihrem Problem nicht allein zu sein. Betroffene unterstützen sich darüber hinaus gegenseitig, außerdem dienen die Gruppen als Informationsbörse zur Erkrankung und zu adäquaten Hilfemöglichkeiten. Sehr verbreitet sind Selbsthilfegruppen zu häufigen Störungsbildern wie etwa Sucht, Angststörungen oder Depressionen. Viele dieser Gruppen wurden schon in den achtziger Jahren gegründet. Auch zahlreiche Gruppen für Angehörige haben in dieser Zeit ihren Ursprung. Selbsthilfegruppen für Menschen mit Psychosen oder Persönlichkeitsstörungen sind seltener und entstanden später in den neunziger Jahren. In der letzten Zeit haben sich auch Selbsthilfegruppen zu Krankheitsbildern gegründet, die seltener sind oder weiterhin stark stigmatisiert werden, beispielsweise zu Trichotillomanie und Borderline.
In vielen Regionen gibt es inzwischen Selbsthilfezentren, die Betroffenen oder Betroffenengruppen beim Aufbau und Erhalt einer Gruppe behilflich sind. Die Vernetzung in Deutschland hat NAKOS, die Nationale Kontakt- und Informationsstelle zur Anregung und Unterstützung von Selbsthilfegruppen, übernommen (Internet: www.nakos.de). Wo solche Angebote nicht zur Verfügung stehen, kann es sinnvoll sein, dass ein Mitarbeiter einer psychiatrischen Einrichtung ein Zeitbudget erhält, um lokale Selbsthilfegruppen zu unterstützen – dies natürlich nur, sofern es von bestehenden Gruppen gewünscht wird. Auch wenn professionell Tätige keine Selbsthilfegruppen gründen können, so haben sie doch die Möglichkeit, als »Geburtshelfer« an der Entstehung mitzuwirken. Dies geschieht beispielsweise, wenn sie die Idee der Gründung verbreiten oder Publikationen mit entsprechenden Hinweisen weitergeben. In Regionen, in denen noch keine Selbsthilfegruppe existiert, können Selbsthilfegruppen aus anderen Regionen zu Veranstaltungen eingeladen werden, um von ihren Erfahrungen zu berichten und möglicherweise den Funken für die Gründung einer lokalen Gruppe zu schlagen. Einige Gruppen wün-

schen keinen Kontakt zur professionellen Seite, beispielsweise viele Gruppen psychoseerfahrener Menschen. Andere, etwa Gruppen depressiver Menschen oder von Borderline-Betroffenen, erleben die Unterstützung durch Fachpersonen hilfreich und bitten Fachpersonen sogar ausdrücklich, sie als Coach zu unterstützen.

BEISPIEL → Zwei Borderline-Betroffene möchten eine Selbsthilfegruppe gründen und bitten eine Sozialpädagogin des lokalen Sozialpsychiatrischen Dienstes, sie dabei zu unterstützen. Anfänglich ist die Fachperson bei allen Treffen dabei und hilft, die Gruppenregeln und das Schema für den Ablauf der Abende zu erarbeiten. Nach sechs Treffen gibt sie erstmals die Moderation an eine Teilnehmerin ab. Nach drei Monaten entschließt sich die Gruppe, die unterstützende Fachperson zu bitten, nur noch einmal monatlich dabei zu sein. Dies funktioniert jetzt schon seit über einem Jahr ohne größere Probleme.

Bestehende Gruppen können von professioneller Seite auf vielfache Weise gefördert werden. So brauchen die Gruppen organisatorische Unterstützung wie etwa Hilfe bei der Öffentlichkeitsarbeit, bei der (möglichst kostenlosen) Raumbeschaffung, bei Kopierbedarf usw. Es ist zudem wichtig, dass Fachpersonen ihre Klienten über bestehende Gruppen informieren. Selbsthilfegruppen sollten die Möglichkeit erhalten, ihre Informationen am schwarzen Brett einer Einrichtung aufzuhängen, Informationsmaterialien auszulegen oder in der Hauszeitschrift auf sich aufmerksam zu machen. Flyer von Selbsthilfegruppen gehören in jedes gute Beratungszimmer.

← Beratung von Gruppen

Ferner brauchen die Gruppen manchmal beraterische Unterstützung. Von Fachseite kann Supervision angeboten werden oder Mittel werden bereitgestellt, um diese finanzieren zu können. Fachliche Beratung setzt eine hohe Vertrautheit mit der Selbsthilfebewegung und ihrer besonderen Situation voraus. All diese Hilfen sollten den Gruppen natürlich nicht aufgedrängt werden, sie dürfen keinesfalls verwendet werden, um gezielt Einfluss auf die Gruppen auszuüben.

Selbsthilfegruppen ist auch damit gedient, wenn Fachpersonen helfen, Vorurteile über Selbsthilfe aus der Welt zu schaffen. Sie können skeptischen Kollegen von ihren positiven Erfahrungen mit der Selbsthilfe berichten. Leider gibt es immer noch viele professionell Tätige, die verschiedenste Vorurteile pflegen und Betroffene nicht über die Möglichkeiten der Selbsthilfe aufklären. »Die reden sich da nur die Pillen aus«, heißt es dann etwa.
Natürlich haben auch Selbsthilfegruppen ihre Grenzen und »Risiken und Nebenwirkungen«. So erleben nicht alle betroffenen Menschen den gegenseitigen Austausch als Bereicherung. Manche haben auch das Gefühl, nur noch mehr auf ihre Problematik gestoßen zu werden. »Mir ging es nach der Gruppe immer schlechter als vorher. Nach einem Jahr bin ich dann nicht mehr hingegangen«, erzählt eine ehemalige Teilnehmerin.
Selbsthilfegruppen funktionieren dann gut, wenn es in vielfältiger Weise eine gute Balance gibt: zwischen Problemgesprächen einerseits und gegenseitiger Ermutigung andererseits, zwischen Teilnehmenden, die momentan stark mit ihren Schwierigkeiten beschäftigt sind, und anderen Teilnehmenden, die gegenwärtig eher psychisch stabil sind.
Betroffene sollten nicht zur Teilnahme an Selbsthilfegruppen gedrängt werden. Die Teilnahme setzt die innere Bereitschaft voraus und auch die Fähigkeit zu einem hinreichenden Maß an Selbstverantwortung. Werden Betroffene gedrängt, so kann dies Reaktanz oder Anpassung fördern. Teilnehmende, die von Fachpersonen »geschickt« wurden, können eine Selbsthilfegruppe an ihre Grenzen bringen. Jede Gruppe ist darauf angewiesen, dass genügend Mitglieder ein hinreichendes Maß an Eigenmotivation und Selbstverantwortung haben, ansonsten werden die übrigen Mitglieder schnell überfordert.

Informationen vermitteln

Nur wer seine Lebenssituation durchschaut und hinreichend informiert ist, kann Empowerment entfalten. Informationsvermittlung und Aufklärung sind daher wichtige Elemente einer empowermentfördernden Arbeitsweise. Informationsvermittlung ist im psychiatrischen Alltag an vielen Stellen erforderlich: Aufklärung über die Diagnose, Informationen über die aktuelle Behandlung oder mögliche Alternativen, Aufklärung über die Rechte als Klient oder Anspruchsberechtigter oder auch Informationen über alltägliche Dinge etwa in einem Wohnheim.

Im Alltag ist oftmals zu beobachten, dass Klienten wichtige Informationen vorenthalten werden. Beispielsweise wird ein Patient auf einer Akutstation nur unzureichend über Nebenwirkungen von Medikamenten oder Behandlungsalternativen aufgeklärt. Bei dem Bewohner eines Wohnheims wird die Medikation geändert, ohne dass dies mit ihm vereinbart wurde oder er zumindest darüber informiert wurde. Ein Patient einer Reha-Station soll sein Zimmer mit einem anderen Patienten tauschen und erfährt dies erst zehn Minuten vor dem »Umzug«. Auch lässt sich beobachten, dass Patienten so informiert und aufgeklärt werden, dass sie wenig oder nichts verstehen. Informationen sind nicht angekommen und der Betroffene kann sie nicht nutzen. Nutzerbefragungen ergeben immer wieder, dass Klienten vor allem eine fehlende Aufklärung über Nebenwirkungen von Medikamenten und über Behandlungsalternativen beklagen.

Erhält jemand zu wenige Informationen, dann kann das zu einer unnötigen Verunsicherung führen. Beispielsweise wird ein Klient nicht hinreichend über Nebenwirkungen von Medikamenten informiert und gerät in ein Panikgefühl, als es bei ihm plötzlich zu unkontrollierbaren Muskelkrämpfen kommt. Doch auch Informationen im Übermaß können verunsichern. Wichtiges kann dann nicht mehr von Unwichtigem unterschieden werden, wodurch es erschwert wird, Zusammenhänge zu verstehen und angemessen zu handeln. Dasselbe gilt für unverständlich vermittelte Informationen, die ein zunehmendes Gefühl von Hilflosigkeit bewirken können, etwa wenn dem Betroffenen verschiedene Begriffe für seine Diagnose mitgeteilt werden. Falsche Informationen können das Vertrauensverhältnis zum Therapeuten erschüttern und Informationen zum falschen Zeitpunkt können einen Rückzug oder sogar einen Abbruch der Beziehung bewirken.

Informationsvermittlung und Aufklärung sind nicht nur unter dem Empowerment-Blickwinkel sinnvoll, sondern Betroffene haben auch einen Rechtsanspruch darauf. Eine Behandlung darf außer in akuten Ausnahmefällen nur mit Zustimmung des Patienten erfolgen. Damit der Patient aber wirklich in der Lage ist, sein »wohlinformiertes Einverständnis« zu geben, muss er zuvor über seine Erkrankung, über die Behandlungsmethoden, über Risiken wie etwa Nebenwirkungen und über Behandlungsalternativen aufgeklärt worden sein. Diese Aufklärung muss darüber hinaus dokumentiert werden. Der Arzt haftet dem Patienten gegenüber für Schäden infolge mangelnder Aufklärung. Nur in sehr seltenen Ausnahmefällen darf auf die Aufklärung verzichtet werden, und zwar dann, wenn eine übermäßige Belastung des Patienten zu befürchten ist. Eine vorübergehende psychische Belastung muss aber in Kauf genommen werden.

MERKE → **Nur wer seine Situation durchschaut und über angemessene Informationen verfügt, kann sein Empowerment entfalten.**

Grundprinzipien von Aufklärung und Informationsvermittlung

Ziele einer Aufklärung und Informationsvermittlung bestehen darin, dass Klienten ein möglichst ausgeprägtes Gefühl von Kontrolle über ihre

Situation erhalten, dass sie mit Hilfe der Informationen ihre Erkrankung besser bewältigen können und dass sie zu einer möglichst selbstbestimmten Entscheidung befähigt werden. Dazu ist eine ganze Reihe von Grundprinzipien zu beachten:

Wer aufklärt, ist dafür verantwortlich, dass er verstanden wird: Er muss eventuelle Beeinträchtigungen eines Patienten wie Konzentrationsstörungen, rasche Ablenkbarkeit oder ein niedriges intellektuelles Leistungsniveau bei der Aufklärung berücksichtigen. Auf keinen Fall dürfen diese Einschränkungen als Begründung dienen, gänzlich auf eine Aufklärung zu verzichten. Auch Migranten, die der deutschen Sprache kaum mächtig sind, haben ein Recht auf Aufklärung, ggf. müssen Dolmetscher hinzugezogen werden.

Aufklärung muss personenzentriert erfolgen: Unterschiedliche Menschen wünschen einen unterschiedlichen Grad an Information. Das muss im Empowerment berücksichtigt werden. Ein empowermentorientiertes Vorgehen bedeutet nicht zwangsläufig, viele oder gar alle Informationen weiterzugeben. Eine personenzentrierte Informationsvermittlung kann nur in einem wechselseitigen Gespräch stattfinden, in dem sich der professionell Tätige immer wieder des Anliegens und der Bedürfnislage des Betroffenen vergewissert.

Aufklärung dient der freien Entscheidungsfindung und nicht der Compliance-Förderung: Informationsvermittlung hat unter anderem die Funktion, den Klienten zu befähigen, eine *eigene* Entscheidung zu treffen. In einer empowermentorientierten Vorgehensweise versuchen Fachpersonen nicht, den Klienten zu beeinflussen. Daher dürfen keine einseitigen Informationen vermittelt werden, die vornehmlich der Compliance-Förderung dienen. Im Alltag geschieht das aber weiterhin sehr häufig. In einer Befragung nach den Beweggründen für die Einführung psychoedukativer Gruppen gaben 83 Prozent aller befragten Kliniken in Süddeutschland an, ihnen sei die Verbesserung der Compliance am wichtigsten (Buttner/Kissling 1996).

Aufklärung und Informationsvermittlung sind prozesshaft: In der Regel ist es nicht ausreichend, einen Patienten einmalig aufzuklären. Aufklärung ist vielmehr ein Prozess, der sich über eine längere Zeit, manchmal sogar über Jahre erstreckt. Wenn zu einem Zeitpunkt zu viele Informationen vermittelt werden, können diese nicht verarbeitet und verstanden werden. Beispielsweise ist oft zu beobachten, dass der Klient bei der Aufnahme in eine Klinik mit Informationen überhäuft wird, die er in der für ihn neuen Situation gar nicht aufnehmen kann. Die Aufgabe ist also, in passenden Portionen zum richtigen Zeitpunkt zu informieren.

Informationsvermittlung ist immer emotional: Natürlich ist eine Information wie »Sie leiden an einer Erkrankung, die wir Schizophrenie nennen« eine höchst emotionale Angelegenheit. Das muss berücksichtigt werden, andernfalls ist keine professionelle Aufklärung möglich. Professionell Tätige machen sich den emotionalen Gehalt der vermittelten Informationen manchmal zu wenig deutlich.

ÜBUNG → **Schließen Sie die Augen. Stellen Sie sich vor, dass Ihnen ein Arzt gegenübersitzt und Ihnen beispielsweise sagt: »Sie haben eine Krankheit, die wir Schizophrenie nennen.« Spüren Sie in Ihrem Körper, welche Reaktionen das bei Ihnen hervorruft.**

Informationen sollen helfen, nicht schaden: Jede Information ist nur so gut, wie sie positive Konsequenzen für den Betroffenen enthält. Daher sind alle Informationen wichtig, die dem Klienten Mut für die weitere Auseinandersetzung mit der Erkrankung machen. Beispielsweise sind nicht nur Wiedererkrankungsraten zu vermitteln, etwa um jemanden zum Einhalten der Medikation zu bewegen, sondern auch Gesundungsraten. Auf Begriffe, die negative Bilder beim Klienten hervorrufen, sollte weitgehend verzichtet werden.

Keine Informationsvermittlung ohne Informationsaustausch: Letztlich ist der Begriff der Informationsvermittlung irreführend, es handelt sich nämlich eigentlich um einen Informations*austausch*. Wer informiert, sollte sehr daran interessiert sein, was der Betroffene selbst über seine

Krankheit denkt, welches Krankheitsmodell er hat, welche Einflussmöglichkeiten er sieht usw. Wenn Informationen nur einseitig »vermittelt« werden, führt das oftmals dazu, dass das Gehörte nicht mit den eigenen Erfahrungen in Verbindung gebracht wird. Klienten können dann beispielsweise das ihnen vermittelte Vulnerabilitäts-Stress-Modell zum Verständnis ihrer Psychose wiedergeben, haben aber parallel dazu ihr eigenes subjektives Krankheitsmodell beibehalten und werden so natürlich zusätzlich verwirrt.

Damit Informationen ankommen

Es gibt allgemein gültige Prinzipien zur Informationsvermittlung, die das Aufnehmen und Erinnern von Informationen erleichtern. Diese Prinzipien sollten natürlich auch in der Arbeit mit psychiatrieerfahrenen Menschen berücksichtigt werden. Leider wird in der Ausbildung kein großer Wert auf die Vermittlung solcher Fähigkeiten gelegt, vielmehr werden sie selbstverständlich vorausgesetzt. Wichtige Elemente sind:

- Entspannte Atmosphäre schaffen
- Die Sprache des Klienten sprechen
- Blickkontakt und Körpersprache nutzen
- Fremdworte und Abkürzungen vermeiden
- Bildhafte Sprache verwenden
- Kurze Sätze, wenig Relativsätze
- Fragen stellen
- Zum Nachfragen ermuntern
- Schriftliche und mündliche Informationsvermittlung ergänzen
- Zentrale Informationen wiederholen
- Eventuell zentrale Informationen notieren lassen
- Nachfragen, was der andere verstanden hat
- Abschließende Zusammenfassung

Beispielsweise ist eine Aufklärung im Rahmen einer Visite meistens eher ungünstig. Visiten sind für viele Klienten Stresssituationen, oftmals haben sie sogar Angst davor. Angst aber behindert Informationsaufnahme. Ein Aufklärungsgespräch sollte daher eher in einem Zweier-oder Dreier-Gespräch erfolgen, so ist es besser möglich, eine entspannte Atmosphäre mit genügend Zeit zu schaffen. Es sollte alles getan werden, um die Situation für den Klienten möglichst entspannt zu gestalten. Telefongespräche sollten während des Gesprächs nicht durchgestellt werden, und falls gewünscht, sollte der Betroffene eine Person seines Vertrauens zum Gespräch einladen dürfen. Natürlich gibt es auch ganz einfache didaktische Empfehlungen. So sollten die Informationen möglichst anschaulich vermittelt werden: »In unserer Stadt sind etwa 500 Menschen von dieser Krankheit betroffen« ist viel konkreter und wird auch leichter erinnert als die sachliche Information: »An dieser Erkrankung leiden 1,5 Prozent der Bevölkerung.« → Selbstbestimmung, Seite 58 f.

Psychoedukative Gruppen

Psychoedukative Gruppen dienen einer umfangreichen Informationsvermittlung. In den letzten Jahren wurden strukturierte psychoedukative Programme für viele psychiatrische Störungsbilder entwickelt, so beispielsweise für die Schizophrenie, für Depressionen, Angsterkrankungen oder bipolare Störungen (zur Übersicht siehe Behrendt / Schaub 2005). Ferner wurden auch Programme für Angehörige erarbeitet. Die meisten Programme sind hochstrukturiert. Den professionell Tätigen werden Kopiervorlagen und Unterrichtsschemata zur Verfügung gestellt. Zunehmend mehr Kliniken bieten entsprechende störungsspezifische Programme an. Zudem beinhalten fast alle gruppentherapeutischen Programme psychoedukative Bausteine.
Unter dem Empowerment-Blickwinkel ist diese Form der Informationsvermittlung einerseits zu begrüßen. Betroffene, die ansonsten wenig informiert würden, erhalten hier die Möglichkeit einer umfangreichen Information und eines Erfahrungsaustausches mit anderen Betroffenen.

Andererseits besteht aber die Gefahr, dass die Beziehung zwischen kompetenter Fachperson (der »Lehrer«) und unwissendem Klienten (»Schüler«) beibehalten wird, wodurch Empowerment-Möglichkeiten behindert werden. In einer empowermentorientierten Psychoedukation versteht sich auch der Behandler als Lernender. Er vermittelt nicht einseitig *sein* Wissen, sondern es findet ein Informationsaustausch *aller* statt, beispielsweise über das jeweilige Krankheitsverständnis. Modell für ein solches partnerschaftliches Lernen sind die über einhundert Psychoseseminare im deutschsprachigen Raum. Wichtig ist der Einbezug von Betroffenen, so genannten Peers, sowohl bei der Konzeption wie auch bei der Durchführung der Gruppen. → **Betroffene als Mitarbeiter, Seite 118**

Nicht für jeden sind Gruppenangebote sinnvoll. Gerade für ersterkrankte Menschen, die sich noch nicht lange mit der Erkrankung auseinander setzen, ist häufig eine individuellere Information im Rahmen von Einzelgesprächen erforderlich, um den emotionalen Verarbeitungsmöglichkeiten gerecht zu werden. Eine Informationsvermittlung, die dies nicht berücksichtigt, kann Rückzug oder sogar vermehrte Krankheitsuneinsichtigkeit bewirken und Selbstbefähigungsmöglichkeiten behindern.

Neben psychoedukativen Gruppen benötigen Betroffene viele andere Informationsquellen, um sich selbst über ihre Erkrankung und die Behandlungsmöglichkeiten zu informieren. Betroffenenverbände fordern schon seit Jahren, dass den Patienten jeder psychiatrischen Station ein Internetzugang zur Verfügung stehen sollte. Das gilt natürlich auch für ambulante Einrichtungen. Leider gibt es gegenwärtig noch kein Qualitätssiegel für Informationen im Internet und auch die Anbieter solcher Angebote müssen noch nicht offen in Erscheinung treten. Die Pharmaindustrie hat sich eine ganze Reihe prominenter Internetadressen gesichert und macht oftmals nicht deutlich, dass die Internetseite ein wirtschaftliches Interesse verfolgt (Beispiele: www.selbsthilfe.de; www.depression.de). Auch die Einrichtung einer Patientenbibliothek ist eine empowermentorientierte Informationsstrategie. Einrichtungen sollten überlegen, in welchem Rahmen sie die oft vorhandene Mitarbeiterbibliothek für Klienten und Angehörige öffnen können. Daneben sind Informationsbroschüren und Ratgeber-Bücher zu häufigen Erkrankungen und Behandlungsmethoden, die den Klienten mitgegeben werden können, unverzichtbar. Das gilt natürlich vor allem für ersterkrankte Menschen. In vielen Einrichtungen ist zu beobachten, dass fast nur Informationsbroschüren ausliegen, die von der Pharmaindustrie erstellt wurden. Untersuchungen zeigen die Einseitigkeit der dort vermittelten Informationen (Loh u. a. 2005). Neutrale Informationsmaterialien bzw. solche, die in Kooperation mit Betroffenen entstanden sind, scheinen dringend nötig.

Patientenrechte

Ein unter Empowerment-Gesichtspunkten besonders wichtiger Bereich der Information sind die Rechte des Patienten, auch jene Rechte, die Klienten den professionell Tätigen gegenüber haben. Die oben bereits erwähnte Studie über die Inhalte psychoedukativer Gruppen von P. Buttner und W. Kissling ergab, dass Fachpersonen der Vermittlung von Patientenrechten die geringste Bedeutung von allen Inhalten psychoedukativer Gruppen beimessen. Dabei ist es für Betroffene natürlich ausgesprochen wichtig, ihre Rechte zu kennen und zu wissen, wie sie sich für die Wahrung ihrer Rechte einsetzen können. Und doch sind Patientenrechte für einige Fachpersonen, aber auch für Betroffene noch Neuland. Patientenrechte werden täglich tausendfach verletzt, beispielsweise das Arztgeheimnis oder die ärztliche Aufklärungspflicht. Empowerment-Förderung bedeutet, Klienten, soweit sie es wünschen, über ihre Rechte zu informieren. Das kann in Informationsgesprächen, aber auch durch Broschüren oder Aushänge erfolgen. Informationsbroschüren (siehe Anhang) über Patientenrechte dürfen heute in keiner psychiatrischen Institution fehlen. Es versteht sich von selbst, dass zu einer Empowerment-Förderung auch die Wahrung der Patientenrechte gehört, und zwar auch dann, wenn das die Arbeit professionell Tätiger »erschwert«. Dazu ist es erst einmal erforderlich, dass die Mitarbeiter selbst über die Rechte ihrer Klienten gut informiert sind.

LITERATUR → Einen guten Überblick über Patientenrechte liefert das Buch *Psychisch Kranke im Recht* von Karl-Ernst Brill (2006), bearbeitet von Rolf Marschner.

Wichtige Patientenrechte in Deutschland sind unter anderem:

Freie Wahl von Hilfeangeboten: Alle Patientinnen und Patienten haben das Recht zur freien Arztwahl. Ist im Rahmen eines Betreuungs- oder Heimvertrages eine Regelung enthalten, die den Betroffenen vorschreibt, sich bei einem bestimmten Arzt behandeln zu lassen, so verstößt diese Regelung gegen das Recht und ist unzulässig. Im Krankenhaus gilt das Recht auf freie Arztwahl nicht, es besteht aber ein Wahlrecht bezüglich des Krankenhauses, in dem die Behandlung stattfinden soll. Das Recht auf freie Klinikwahl gilt nicht bei Zwangseinweisungen.

Ärztliche Aufklärungspflicht: Jede Behandlung bedarf der Einwilligung des Patienten. Der Arzt ist verpflichtet, den Patienten über die Diagnose, mögliche Behandlungsmethoden und deren Risiken zu informieren. Dazu gehört auch die Aufklärung über verschiedene Behandlungsmöglichkeiten, also beispielsweise auch über Psychotherapie. Auf die Aufklärung darf nur verzichtet werden, wenn der Patient dies ausdrücklich wünscht. Eine unvollständige ärztliche Information stellt einen Verstoß gegen das Selbstbestimmungsrecht des Patienten dar.

Recht auf informationelle Selbstbestimmung: Die Schweigepflicht verpflichtet alle Mitarbeiter, Informationen über den Betroffenen nicht an Dritte weiterzugeben. Eine Weitergabe von Informationen an Angehörige oder weiterbehandelnde Stellen ist ohne Einwilligung des Betroffenen nicht zulässig. Auch wenn dies mancherorts der gängigen Praxis entspricht, ist es rechtswidrig. Die behandelnde Einrichtung ist verpflichtet, bestimmte Informationen an die Krankenkasse und andere Stellen weiterzugeben. Darüber kann sich der Patient auf Wunsch informieren lassen.

Akteneinsicht: Generell hat der Betroffene ein Recht auf Akteneinsicht, das heißt, er darf die dokumentierten Informationen über seine Person einsehen und kann auf eigene Rechnung davon Kopien erstellen lassen. Es gibt jedoch Gründe, unter denen dieses Recht eingeschränkt werden kann, etwa wenn der Gesundheitszustand des Betroffenen unter der Akteneinsicht leiden könnte. In diesem Fall darf die Einrichtung die Akteneinsicht verweigern und muss stattdessen eine mündliche Vermittlung der Inhalte durch eine weitere Person, etwa einen Arzt, ermöglichen.

SELBSTREFLEXION → **Wie gut sind Sie über die Rechte Ihrer Klienten informiert? Wann haben Sie das letzte Mal gegen das Recht eines Klienten verstoßen?**

Institutionelle Mitbestimmung und Partizipation

In diesem Abschnitt sollen Möglichkeiten der institutionellen und gesellschaftlichen Partizipation psychiatrieerfahrener Menschen beschrieben werden. Viele dieser Partizipationsformen sind in anderen Ländern selbstverständlicher als im deutschsprachigen Raum. Aber auch hier gibt es mittlerweile verschiedene positive Beispiele. Von einer umfangreichen Partizipation in Versorgungsregionen kann aber gegenwärtig noch keine Rede sein.

Partizipation von Betroffenen in Institutionen

In zunehmend mehr Institutionen und Regionen wird Betroffenenvertretern eine Partizipation in institutionellen Gremien ermöglicht. Beispiel dafür sind die in Deutschland gesetzlich vorgeschriebenen Heimbeiräte, aber auch Werkstatt- und Klinikbeiräte sind entstanden. Durch die Bemühungen zur Qualitätsentwicklung und der entsprechenden Zertifizierung sind in den letzten Jahren weitere institutionelle Einflussmöglichkeiten der Betroffenen eingeführt worden, etwa einrichtungsinterne Beschwerdewege oder ein »Meckerkasten«.

In vielen Einrichtungen gibt es Versammlungen, in denen Betroffene zumindest bei kleineren Entscheidungen Mitspracherechte eingeräumt werden. Das sind dann so genannte Vollversammlungen, Stationsversammlungen oder Ähnliches. Dort erfolgt meistens eine Abstimmung über interne Abläufe wie etwa die Planung einer Urlaubsreise oder des Essensplans für die nächste Woche. Schon bei etwas gewichtigeren Entscheidungen, beispielsweise die Raumgestaltung oder die Frequenz bestimmter therapeutischer Gruppen, behält sich die Institution meistens das alleinige Entscheidungsrecht vor. Betroffenenvertreter machen zu

Recht darauf aufmerksam, dass ein Mitspracherecht nur dann diesen Namen verdient, wenn Betroffene auch an den für sie bedeutsamen Entscheidungen beteiligt werden. Es gibt viele lokale Beispiele, die zeigen, welche Partizipationsmöglichkeiten sich bieten – und auch welche Vorteile die vermehrte Beteiligung für die Betroffenen selbst und für die psychiatrischen Institutionen haben.

BEISPIEL 1 → In einem Sozialpsychiatrischen Dienst sind bei den Vorstellungsgesprächen für Neueinstellungen je zwei Mitarbeiter und zwei Klienten vertreten. Die Klientenvertreter wurden dazu zuvor von der Gesamtgruppe aller Klienten delegiert. Sie haben ein Vetorecht, was aber noch nie genutzt wurde, da die Einschätzungen der Mitarbeiter und die der Besucher bisher sehr ähnlich waren.

BEISPIEL 2 → Eine Nutzerbefragung in einer Tagesstätte ergab, dass die Klienten auch Öffnungszeiten am Abend und am Wochenende wünschten. Da dies aus Arbeitszeitgründen von den Mitarbeitenden nicht realisiert werden konnte, wurde das Anliegen abgelehnt. Daraufhin machten die Besucher der Tagesstätte den Vorschlag, die zusätzlichen Öffnungszeiten in Eigenregie zu organisieren. Auf Seiten der Mitarbeiter gab es zunächst viele Bedenken (Versicherungsrecht, Unzuverlässigkeit der Besucher), trotzdem wurde in Zusammenarbeit mit zwei Laienhelfern die zusätzliche Öffnung ausprobiert. Heute, zwei Jahre später, ist das zusätzliche Angebot nicht mehr wegzudenken. Die Mitarbeiter berichten, dass die Besucher sich seither auch an anderen Entscheidungen und Angeboten viel intensiver beteiligen.

Auf Seiten der professionell Tätigen gibt es vielfältige Bedenken und Befürchtungen, was geschehen könnte, wenn mehr Mitbestimmung eingeräumt würde. So sprachen sich etwa die Mitarbeiter eines größeren sozialpsychiatrischen Trägers gegen eine interne Beschwerdestelle aus, weil sie unberechtigte Beschwerden ihrer Klienten befürchteten. In einer therapeutischen Wohngemeinschaft wurde der Vorschlag der Bewohner, die Bezugsperson aus dem Team in Zukunft selbst wählen zu können, abgelehnt, weil einzelne Mitarbeiter befürchteten, sie könnten nie gewählt werden. Viele dieser Befürchtungen sind unberechtigt und entstehen, weil Veränderungen nicht nur von Klienten, sondern oft eben auch von Mitarbeitenden als beängstigend erlebt werden. Institutionen, deren Mitarbeiter viele Bedenken haben, sind natürlich defensiv-vorsichtig und bieten nur schleppend institutionelle Mitbestimmungsmöglichkeiten an.

Ein weiteres Beispiel für eine wenn auch eher indirekte Form der Beteiligung auf institutioneller Ebene sind Nutzerbefragungen. In vielen Einrichtungen sind in den letzten Jahren, teils im Rahmen des Qualitätsmanagements, solche Befragungen eingeführt worden. Sie sind eine sinnvolle Möglichkeit, die Bedürfnisse der Klientinnen und Klienten besser zu ermitteln und das professionelle Hilfeangebot besser darauf abzustimmen. Voraussetzung ist jedoch, die Befragungen werden richtig eingesetzt und durchgeführt. Unter dem Empowerment-Blickwinkel gibt es einige wichtige Punkte, die berücksichtigt werden müssen:

- Die Fragen sollten sich auf jene Bereiche beziehen, die von den Nutzern auch tatsächlich für relevant gehalten werden. Schwierige Themen wie Aufklärung über Nebenwirkungen oder die Beurteilung von Zwangsmaßnahmen müssen angemessen berücksichtigt werden.
- Nutzerbefragungen sollten so erfolgen, dass die Ergebnisse auch tatsächlich zu Veränderungen der psychiatrischen Arbeit führen können. Das bedeutet unter anderem, dass die befragten Einheiten nicht zu groß sein dürfen, beispielsweise darf die Auswertung nicht für die ganze Klinik erfolgen, sondern sollte stationsbezogen stattfinden.
- In vielen Fällen sind Fragebögen keine geeignete Form der Nutzerbefragung. Dies gilt für viele Wohnheime. Oftmals sind persönliche Gespräche (nicht mit der direkten Bezugsperson) vorzuziehen oder auch Fokusgespräche in Gruppen (nach Möglichkeit mit speziell geschulten Mitarbeitern). Es spricht einiges für den Einsatz eher qualitativer Methoden, da dabei Nachfragen und Konkretisierungen möglich und

die Ergebnisse leichter zu interpretieren sind als bei rein quantitativen Befunden.

Entscheidend bei all diesen Veränderungen ist die Haltung der professionell Tätigen, vor allem der Leitungsebene. Sind Nutzerbefragungen eine unliebsame Pflichtaufgabe im Rahmen des Qualitätsmanagements? Dann werden sie wahrscheinlich unengagiert durchgeführt und die Ergebnisse werden »abgelegt«, ohne dass sie Auswirkungen auf die zukünftige Arbeit hätten. Können die Mitarbeitenden und die Leitungsebene mit Kritik umgehen? Andernfalls besteht die Gefahr, dass die Erhebung so erfolgt, dass positive Ergebnisse herauskommen *müssen*, oder es werden negative Ergebnisse »schöngeredet«. In vielen Befragungen zeigen sich ausgesprochen hohe Zufriedenheitswerte von 90 oder gar 95 Prozent. Dass sich in diesen Zahlen tatsächlich die wahre Zufriedenheit widerspiegelt, darf zuweilen bezweifelt werden.

Beschwerdestellen und Patientenfürsprecher

Zwei mittlerweile häufige Formen der Einflussmöglichkeit durch Patienten sind Beschwerdestellen und Patientenfürsprecher. Beschwerdestellen können für eine bestimmte Region, für eine Einrichtung oder für einen Träger zuständig sein. Inzwischen gibt es verschiedenste Beschwerdestellen in Deutschland, viele von ihnen sind »quadrologisch« besetzt, das heißt, es arbeiten Betroffene, Angehörige, Fachpersonen sowie Laien (ehrenamtliche Helfer) mit. Diese Besetzung ist sehr wichtig, da Betroffene überhaupt nur so das nötige Vertrauen entwickeln, um sich an eine solche Stelle zu wenden. Beschwerdestellen nehmen die Beschwerden auf, holen die Stellungnahmen der beteiligten Personen ein, bemühen sich um eine betroffenenorientierte Lösung des Problems und geben diesen, falls nötig, auch Informationen über weitere rechtliche Möglichkeiten. Mittlerweile gibt es einige Beschwerdestellen, die bereits auf zehn Jahre erfolgreicher Arbeit zurückblicken können.

Patientenfürsprecher sind in vielen Bundesländern gesetzlich vorgeschrieben. Sie sollen als Ansprechperson für Betroffene zur Verfügung stehen, Beschwerden entgegennehmen und eine konstruktive Problemlösung suchen. Viele Patientenfürsprecher sind direkt in den Kliniken anzutreffen, was Vor- und Nachteile hat. In vielen Fällen wird dadurch das nötige Vertrauen der Betroffenen erschwert.
Patientenfürsprecher arbeiten meistens ehrenamtlich. Dabei kann es sich wieder um Angehörige, Betroffene, Fachpersonen und Laien handeln. Zentral für die wirkungsvolle und klientenorientierte Arbeit ist ihre Neutralität. Leider gibt es offensichtliche Fälle, in denen die Neutralität nicht gewährleistet ist. Beispielsweise wird die Funktion des Patientenfürsprechers von einem pensionierten ehemaligen Oberarzt übernommen, den einige Patienten der Klinik sogar noch als ihren Behandler erlebt haben. Die Kritik von der Betroffenenseite, solche Patientenfürsprecher hätten eine reine Alibifunktion, ist vermutlich nicht unberechtigt. Empowerment-Möglichkeiten werden durch solche Besetzungen eher verhindert als ermöglicht.

Mut zur Fehlerkultur

Die hier beschriebenen Instrumente wie Patientenfürsprecher oder Nutzerbefragungen setzen voraus, dass Leitungsebene und Mitarbeitende mit Fehlern umgehen können, andernfalls haben diese Instrumente eine reine Alibifunktion. In unserer Gesellschaft gibt es bisher eine eher negative Fehlerkultur: Fehler sollen vermieden werden, und wenn sie doch gemacht werden, versucht man sie zu vertuschen. Fehler werden nicht offen angesprochen und reflektiert. Wir haben zu viel Angst, etwa vor dem negativen Feedback von Kollegen oder vor unserer eigenen Bewertung. Verschiedene Branchen in der freien Wirtschaft beschäftigen sich schon länger mit dem Aufbau einer positiven Fehlerkultur. Das gilt beispielsweise für die Fluggesellschaften, die sich ein Vertuschen von Fehlern nicht erlauben können, da ihre Flugzeuge schlimmstenfalls abstürzen würden.

Eine positive Fehlerkultur zeichnet sich dadurch aus, dass es zwischen Kollegen und Vorgesetzten genug Vertrauen gibt, um über Fehler sprechen zu können. Wer einen Fehler gemacht hat, kann diesen zugeben und überlegen, wie er in Zukunft vermieden werden kann. Wer einen Fehler bei jemand anderem bemerkt, traut sich diesen offen und konstruktiv anzusprechen. Wer auf einen Fehler angesprochen wird, fühlt sich nicht grundlegend in seiner Person in Frage gestellt, sondern kann das eigene Verhalten reflektieren und Verbesserungsvorschläge entgegennehmen. Selbst Vorgesetzten gegenüber können Mitarbeitende Fehler zugeben, ohne negative Konsequenzen zu befürchten. Und auch Vorgesetzte selbst werden in einer solchen Kultur auf Fehler angesprochen und können konstruktiv mit Rückmeldungen ihrer Mitarbeitenden umgehen. So würde es jedenfalls eher gelingen, Klienten gegenüber Fehler einzugestehen und sich ggf. dafür zu entschuldigen.

SELBSTREFLEXION → **Wann haben Sie das letzte Mal einen Fehler gemacht und mit Kollegen offen darüber gesprochen? (Bedenken Sie: Jeder Mensch macht Fehler. Unser letzter liegt sicher nicht Monate oder Jahre zurück.)**

In vielen psychiatrischen Einrichtungen herrscht aber leider noch nicht die gerade beschriebene positive Fehlerkultur. Diese Einrichtungen tun sich mit dem Feedback von Betroffenenseite schwer, weshalb der Fachseite von den Betroffenen eine »Rückmeldescheu« (Prins 2001) vorgehalten wird. Solange aber keine positive Feedback-Kultur herrscht, so lange besteht die Gefahr, dass Rückmeldungen von Betroffenen nicht wirklich ernst genommen werden. Es ist beispielsweise sehr leicht, die Kritik einer Borderline-Klientin mit dem Hinweis auf ihre Erkrankung abzutun, und sehr viel schwerer, sich ernsthaft damit auseinander zu setzen. In der psychiatrischen Versorgung gibt es eine ganze Reihe spezifischer Fehler, die im Alltag immer wieder vorkommen: Da wird ein Patient mit einem Medikament behandelt, dessen Unverträglichkeit sich schon bei einem vorhergehenden Klinikaufenthalt erwiesen hatte. Es findet eine Zwangsmaßnahme statt, die durch eine einfache Intervention hätte vermieden werden können. Mitarbeiter versuchen einen Klienten von einer Entscheidung abzubringen, die dieser getroffen hat. Später stellt sich aber gerade diese Entscheidung als die sinnvollste heraus.

SELBSTREFLEXION → Wann haben Sie sich das letzte Mal bei einem Ihrer Klienten für einen Fehler entschuldigt?

Partizipation von Betroffenen in überinstitutionellen Gremien

Auch zu überinstitutionellen Gremien haben Betroffene in den letzten Jahren vermehrt Zugang bekommen. So verfügen Betroffenenvertreter mittlerweile in den meisten Regionen über Sitz und Stimme in Psychosozialen Arbeitsgemeinschaften, Gemeindepsychiatrischen Verbünden und anderen Gremien. Ähnliches gilt für Gremien und Initiativen auf nationaler Ebene. So wird der Bundesverband der Psychiatrie-Erfahrenen (BPE) zunehmend mehr um Stellungnahmen bei politischen Prozessen gebeten und ist an bundesweiten Ausschüssen beteiligt.

Nach einer anfänglichen Euphorie auf beiden Seiten ist hier und da allerdings eine gewisse Ernüchterung eingekehrt. Zu Beginn der Empowerment-Bewegung wurden alle Angebote zur Gremienbeteiligung von den Betroffenenvertretern positiv aufgenommen. Inzwischen hat sich aber gezeigt, dass eine wirkungsvolle Vertretung von Nutzerinteressen nur unter bestimmten Bedingungen möglich ist:

- Die Mitspracherechte müssen ausreichend sein,
- das Gremium muss bereit sein, sich auf die besonderen Bedürfnisse der Betroffenenvertreter einzustellen (etwa nur eingeschränkt die Fachsprache zu verwenden), und
- das Gremium muss sich mit nutzerrelevanten Fragestellungen beschäftigen.

Aber auch auf Seiten der Gremien, die sich für Betroffene geöffnet haben, ist teilweise Ernüchterung eingekehrt. Nicht jeder psychiatrieerfahrene Mensch ist ein guter Betroffenenvertreter. Wenn der Rückhalt in einer größeren Betroffenengruppe oder Selbsthilfeorganisation fehlt, besteht die Gefahr, dass lediglich individuelle Interessen vertreten werden. Meistens ist ein gewisser Abstand von der eigenen Erfahrung notwendig, um sich für die Interessen einer größeren Gruppe einsetzen zu können.

Wenn von professioneller Seite den Betroffenen mehr Ressourcen zur Verfügung gestellt werden, ist in Zukunft sicher noch eine bessere Beteiligung möglich. Dazu gehört auch eine finanzielle Entschädigung der geleisteten Arbeit. Der Umstand, dass in vielen Gremien der Betroffenenvertreter das einzige ehrenamtliche Ausschussmitglied ist, ist nicht hinnehmbar. Durch eine finanzielle Entschädigung würde den Betroffenen auch die Möglichkeit von Fortbildung, Supervision usw. eröffnet. Gleichzeitig müssen sich die Vertreter um einen demokratischen Rückhalt bemühen, um anerkannt zu sein.

Partizipation von Betroffenen in der Fort- und Weiterbildung

Auch in der Fort- und Weiterbildung gibt es verschiedenste Partizipationsformen, bisher wird das aber erst selten realisiert. Betroffene können sowohl bei der Konzeption von Fortbildungen wie auch als Referenten mitwirken. Dabei ist ein unterschiedlicher Grad der Partizipation möglich. Man kann zwischen Beteiligung, Zusammenarbeit und Partnerschaft unterscheiden.

Beteiligung: Betroffene arbeiten an einzelnen Elementen einer Fortbildung mit. Die gegenwärtig häufigste Form der Beteiligung von Betroffenen besteht darin, dass ihnen in bestehenden Fortbildungen Zeit eingeräumt wird, um ihre Position deutlich zu machen. Einfluss auf die Gestaltung der gesamten Fortbildung oder dialogische Arbeit im Vorfeld der Fortbildung findet in der Regel nicht statt.

Zusammenarbeit: Betroffene und Fachpersonen wirken in mehreren Bereichen gemeinsam an einer Fortbildung mit. Fortbildungselemente werden zusammen erarbeitet und durchgeführt, die Federführung liegt dabei aber eher auf der professionellen Seite.

Partnerschaft: Betroffene und Fachpersonen arbeiten in allen Bereichen gleichberechtigt zusammen. Dazu gehören die Gesamtkonzeption der Fortbildung, die didaktische Aufarbeitung, die Absprachen und Verhandlungen mit dem Fortbildungsanbieter und die Zusammenarbeit während der Fortbildung.

Die Beteiligung von Betroffenen an Fortbildungen ermöglicht es den Fachleuten, mehr Sensibilität für die Wahrnehmung von Klienten zu erhalten und eine nutzerorientiertere Behandlung zu fördern. Dialogische Fortbildungen bieten sich vor allem zu Themen an, die für Fachpersonen schwer einfühlbar sind, etwa bestimmte Störungsbilder wie Borderline oder andere Persönlichkeitsstörungen oder bei Themen wie Gewalt- und Zwangsmaßnahmen, Leben im Heim.

Mittlerweile gibt es einige Beispiele für die Beteiligung von Betroffenen an Fortbildungen. In der »Expertenpartnerschaft« in Bremen wird ein hoher Grad an Zusammenarbeit erreicht, da dort Betroffene und Fachpersonen gemeinsam die Fortbildungen planen. An vielen sozialpsychiatrischen Zusatzausbildungen arbeiten Betroffene mit, meistens im Sinne einer Beteiligung oder Zusammenarbeit. Die Rückmeldungen der Teilnehmer solcher Veranstaltungen sind ausgesprochen positiv. Neben dialogischen Fortbildungen gibt es auch das Bemühen, Fortbildungen von Betroffenen für Fachpersonen zu veranstalten. Hierzu wurde in Berlin der Verein »Für alle Fälle« gegründet, der so genannte »betroffenenkontrollierte« Fortbildungen anbietet.

Betroffene als Mitarbeiter in psychiatrischen Einrichtungen

Betroffene, die in psychiatrischen Institutionen mitarbeiten, können anderen Betroffenen eine besondere Form der Unterstützung bieten, die von professionell Tätigen nicht erbracht werden kann. Studien zeigen, dass die subjektive Lebensqualität ansteigt, wenn die Unterstützung auch durch so genannte »Peers« erfolgt. Daher wäre eine Mitarbeit von Betroffenen in psychiatrischen Institutionen wünschenswert. Dies geschieht bisher aber erst in allerersten Ansätzen. Beispielsweise gibt es bei größeren Selbsthilfeorganisationen einige wenige bezahlte Stellen für Selbsthilfeberater, die psychiatrieerfahren sind. Daneben existieren Kooperationsmodelle, zum Beispiel die »Offene Herberge« in Stuttgart, in denen Betroffene und Fachpersonen gemeinsam eine Institution betreiben, oder wenn Betroffene in einer Institution mitarbeiten, wie etwa die so genannten »Krisenassistenten« in Herne. Außerdem existiert mit dem »Weglaufhaus« in Berlin ein von Betroffenen (oft mit Qualifikationen aus einem sozialen Beruf) geführtes und betriebenes Hilfeangebot.

Daneben arbeiten sehr viele psychiatrieerfahrene Menschen in psychiatrischen Institutionen, die ihre eigenen Erfahrungen verschweigen. Sie fürchten die Stigmatisierung ihrer Kollegen und Vorgesetzten und haben weder im Vorstellungsgespräch noch während ihrer Tätigkeit offen über ihre Situation gesprochen. Einige fassen im Laufe ihrer Mitarbeit genügend Vertrauen in die Institution und zu ihren Kollegen und Kolleginnen, um sich zu öffnen. → Selbststigmatisierung, Seite 67

Noch immer gibt es von Seiten psychiatrischer Institutionen große Vorbehalte, psychiatrieerfahrene Menschen einzustellen. Wir müssen wohl noch lange warten, bis eine psychiatrische Klinik in einer Stellenausschreibung hervorhebt: »Bei gleicher Eignung werden psychiatrieerfahrene Ärzte bevorzugt.« Mittlerweile gibt es aber europaweit Bemühungen, eine spezielle Qualifizierung für psychiatrieerfahrene Menschen zu erarbeiten, die als »Peers« in psychiatrischen Institutionen tätig werden können (Internet: www.ex-in.info).

⟵ Forschung

In der Forschung gibt es gegenwärtig wohl am wenigsten Partizipation von Betroffenen. Sie wirken zwar als »Probanden« mit, haben aber kaum die Möglichkeit, Forschungsinhalte mit zu bestimmen oder auf Methodenauswahl, Fragestellungen usw. Einfluss zu nehmen. Betroffenenvertreter beklagen schon seit längerem, dass die in ihren Augen relevanten Themen kaum beforscht würden. Das zeigt sich etwa daran, dass sich der allergrößte Teil psychiatrischer Forschung auf Medikamente bezieht (finanziert durch die Pharmakonzerne). Vor allem im Ausland gibt es verschiedene »dialogische« Forschungsprojekte, teils von Forschern mit Doppelerfahrung getragen.

Empowerment der Mitarbeitenden

Empowerment ist systemisch

Empowerment-Unterstützung kann Mitarbeitenden nur dann gelingen, wenn auch ihr eigenes Gefühl von Empowerment gut ausgeprägt ist und sie in einer entsprechend orientierten Atmosphäre arbeiten können. Die Förderung von Empowerment beschränkt sich nicht nur auf den Kontakt zwischen Mitarbeitenden und Klienten. Sie ist vielmehr systemisch und eine Empowerment-Atmosphäre zieht sich durch alle Ebenen einer psychiatrischen Institution. Sie zeigt sich ebenso im Kontakt der Mitarbeitenden untereinander wie im Umgang zwischen Leitungsebene und Mitarbeitenden. Empowerment bedeutet daher, »*gemeinsam* stark zu werden«. Wie können Mitarbeiter und Mitarbeiterinnen also in eine Position der Stärke kommen, aus der heraus sie das Erstarken ihrer Klienten unterstützen und mit Freude beobachten und fördern können? Wie können sie so stark werden, dass sie keine schwachen Klienten brauchen, um sich neben ihnen stark zu fühlen? Wenn Fachpersonen diese Stärke mitbringen, wird auch wirkliche Partnerschaft möglich.

Die systemischen Zusammenhänge zeigen sich in verschiedenen Bereichen der Empowerment-Förderung. Sie seien hier beispielhaft für die Themen Mitbestimmung, partnerschaftliche Beziehungsgestaltung und Ressourcenorientierung beschrieben:

Möglichst hoher Grad an Mitbestimmung: »Wenn die Mitarbeiter nichts zu sagen haben, haben die Klienten noch weniger zu sagen.« In vielen psychiatrischen Institutionen haben Mitarbeiter wenige Möglichkeiten zur Mitbestimmung. Dies gilt vor allem für klinische Einrichtungen und für bestimmte Berufsgruppen wie Pflegepersonal und Ergotherapeuten. Aber auch viele Assistenzärzte berichten von fehlenden Mitbestimmungsmöglichkeiten und von einem hohen Grad an Abhängigkeit vom vorgesetzten Oberarzt oder Chefarzt. Der Umgangsstil im Team der Mitarbeitenden untereinander färbt zwangsläufig auf den Kontakt zu den Klienten ab.

Ausreichende Informationen: »Wenn die Mitarbeiter nicht informiert werden, erfährt der Klient erst recht nichts.« In vielen psychiatrischen Institutionen werden Mitarbeitende schlecht über Entscheidungen usw. informiert. Sie erfahren wichtige Veränderungen wie nebenbei. Bei ihnen bleibt das Gefühl zurück, dass sie es nicht wert sind, ausreichend informiert zu werden.

Wahrnehmung, Würdigung und Förderung von Ressourcen: »Nur wenn die Mitarbeiter mit ihrem Können und ihren Fähigkeiten gesehen werden, werden auch die Ressourcen der Klienten wahrgenommen.« Kreative Fähigkeiten von Mitarbeitenden werden oft viel zu wenig gewürdigt. Sie werden auf ihre Berufsrolle festgeschrieben und alle darüber hinausgehenden Fähigkeiten sind wenig gewünscht und werden kaum gefördert. Auch ein ressourcenorientierter Umgang der Kollegen untereinander entscheidet mit darüber, ob ein solcher Arbeitsstil dem Klienten gegenüber gelingt.

Möglichst partnerschaftliche Beziehung: »Je mehr Hierarchie, je weiter unten steht der Klient.« Auf eine subtile Art und Weise sind Klienten in die Hierarchie einer Institution eingebunden. Eine ausgeprägte institutionelle Hierarchie wird auch vom Klienten wahrgenommen. Institutionelle Mitbestimmungsmöglichkeiten entstehen nur da, wo Hierarchien durchlässig sind und Personen in Leitungsfunktionen bereit sind, ihre Macht zu teilen.

Das Empowerment-Konzept hat auch in der Wirtschaft starke Verbreitung erfahren. Dort steht es seit längerem für eine moderne Managementkultur, in der es weniger Hierarchie und mehr Selbstbestimmung und Verantwortung der Mitarbeiter und der Einzelteams gibt. So lassen sich Motivation und Engagement fördern und dadurch die Arbeitsleistung verbessern. Ein Grundsatz lautet: Empowerment muss oben beginnen, sonst bringt es gar nichts. Auch dort wird die systemisch-strukturelle Ebene des Empowerments verstanden. Es werden also Vorgesetzte und Entscheidungsträger benötigt, die Empowerment nicht einfach auf einer anderen Ebene ihrer Institution verwirklichen möchten (und selbst davon verschont bleiben wollen), sondern die bereit sind, Empowerment als durchgängige Atmosphäre und Haltung in ihrer gesamten Institution zu verwirklichen. Sie brauchen die Fähigkeit, ihren Mitarbeitenden ebenso wie ihren Klienten mit Vertrauen zu begegnen und demokratische Beziehungsstrukturen zu fördern. Wir können den systemischen Empowerment-Blick noch weiter ausdehnen, denn letztlich benötigt auch jede Institution ihr eigenes Empowerment, damit Vorgesetzte in der Lage sind, dies wiederum an ihre Mitarbeiter weiterzugeben. Dazu sind bestimmte politische und wirtschaftliche Rahmenbedingungen erforderlich. Empowerment-Förderung hat es schwer, wenn Mitarbeitende oder ganze Institutionen um ihre wirtschaftliche Existenz bangen müssen.

Überforderung und Burn-out vermeiden

Nicht selten leiden Mitarbeiter psychiatrischer Institutionen unter einem längerfristigen Gefühl der Überforderung. Sie stellen fest, dass ihre Zeit nicht ausreicht, um allen Klienten gerecht zu werden, dass einzelne Klienten sie überfordern oder sie in der Arbeit mit bestimmten Klientengruppen an ihre eigenen Grenzen stoßen. Hält das länger an und erhalten Mitarbeiter keine hinreichende Unterstützung, so geraten sie oft in einen Zustand der Überbelastung oder Erschöpfung, der auch zu einem Burn-out-Syndrom führen kann. Burn-out kann mit »Ausgebranntsein« übersetzt werden und meint einen Zustand der Erschöpfung durch längerfristige und überstarke Belastungen. Es kann unter anderem zu Schlafstörungen, Konzentrationsmangel, Kälte im Umgang mit den Patienten oder Zynismus und Verzweiflung kommen. Untersuchungen zeigen, dass über 40 Prozent aller Psychiater unter einem mittleren bis hohen Grad an Burn-out leiden (AMSTUTZ u.a. 2001). Burnout-Zustände sind das Gegenteil eines Empowerment-Gefühls.

Burn-out der Mitarbeitenden ist nicht nur für die Betroffenen selbst belastend, sondern hat auch für die Klienten verschiedene negative Folgen.

BEISPIEL → In einer psychiatrischen Klinik ist ein Assistenzarzt für eine bestimmte Anzahl von Patienten zuständig. Je länger er einen Patienten auf seiner Station hält, um so weniger Entlassbriefe muss er schreiben und umso weniger zeitaufwändige Aufnahmegespräche führen. Um seine übermäßige Arbeitsbelastung zu begrenzen, versucht er daher, Patienten länger als nötig zu behandeln.

Bei Mitarbeitenden, die unter einem Burn-out leiden oder mühsam versuchen, sich davor zu schützen, kommt es zu recht typischen Reaktionsweisen: Der Kontakt zum Klienten wird oberflächlicher, vor allem die emotionale Beteiligung nimmt ab. Klienten werden dann weniger als individuelle Menschen, sondern eher als Objekte der Behandlung angesehen. Ein geringeres Engagement kann sich darin äußern, dass Klienten schneller »aufgegeben« werden. Mitarbeiter haben weniger Hoffnung und positive Zukunftserwartungen für die Klienten und sind eher resigniert. Sie suchen sich zudem vermehrt Freiräume ohne Klienten. Das kann die ausgedehnte Kaffeepause sein oder die Flucht in eine Leitungsposition, in der der Mitarbeiter dann kaum noch Kontakt zu Klienten hat. Es kann natürlich auch vorkommen, dass Wut, Ärger oder Gereiztheit auf Klienten entsteht.

MERKE → **Es gehört zu einer empowermentorientierten Arbeit, Überforderungs- und Erschöpfungszustände bei Mitarbeitenden zu vermeiden und Sensibilität für die negativen Folgen auf die Klienten zu schaffen. Nur wer selbst stark ist, kann auch andere stark werden lassen.**

Es gibt einige klassische Formen der Burn-out-Prophylaxe wie hinreichend Supervision und Intervision, genügend Fortbildung oder ein hoher Grad an Flexibilität bei der Arbeitszeitgestaltung. Im Rahmen der

Sparbemühungen in der psychiatrischen Versorgung ist leider zu beobachten, dass gerade in diesen Bereichen Geldmittel gekürzt werden. Dennoch existieren ganz persönliche Wege, um sich vor längerfristiger Überforderung zu schützen. Dazu gehört etwa, zu erkennen, wodurch man sich als Mitarbeiter selbst in Überforderungssituationen bringt oder welche persönlichen Grenzen es zu verteidigen gilt.

Letztlich gilt ganz pauschal: Wenn eine psychiatrische Einrichtung ein Ort sein soll, an dem sich die Patienten wohl fühlen und »gesunden«, dann müssen sich die Mitarbeitenden dort ebenfalls wohl fühlen und nicht unter Bedingungen arbeiten, die sie längerfristig krank machen.

Wohin die Reise führt: Empowerment und Wege der Gesundung

Die Förderung von Empowerment ist kein Selbstzweck. Es gibt sowohl eine ethisch-politische Begründung als auch eine gesundheitsfördernde Funktion. In den USA und einigen anderen englischsprachigen Ländern ist die Empowerment-Bewegung eng verzahnt mit einem Forschungsansatz, der »Recovery« genannt wird (KNUF 2004). Recovery könnte mit »Genesung« oder »Wiedererlangung von Gesundheit« übersetzt werden und meint die Perspektive, dass auch langjährig kranke Menschen gesunden können. Gesundheit wird hier nicht als das Gegenteil von Krankheit aufgefasst. Vielmehr geht es darum, auch bei langjährig Kranken eine Perspektive für ein erfülltes, zufriedenes und hoffnungsvolles Leben aufrechtzuerhalten bzw. wiederzuerlangen. Recovery mag für den einen eine vollkommene Freiheit von früheren Symptomen bedeuten, für den anderen hingegen eine gute Bewältigung seiner psychischen Einschränkungen.

Was aber braucht ein Mensch, damit es ihm gelingt, seine Erkrankung zu überwinden oder trotz bestehender Erkrankung ein zufriedenes Leben zu führen? Dies ist eine absolut banale Frage, die gleichwohl innerhalb der klassischen Psychiatrie so gut wie nie gestellt wurde. Der Patient soll symptomfrei werden, soll hinreichend Krisenprophylaxe betreiben, soll beruflich rehabilitiert werden – das sind die Ziele der klassischen Psychiatrie. Hinter diesen letztlich »mageren« Behandlungszielen verbirgt sich bei schweren psychischen Erkrankungen die Chronifizierungshypothese sowie der Unheilbarkeitsansatz – beides ist wissenschaftlich heute nicht mehr haltbar.

Aus der Recovery-Sicht sind die klassischen Behandlungsziele vollkommen unzureichend. Sie bewirken beim Betroffenen Unzufriedenheit und fördern sogar neue Krisen. Wohlbefinden, Lebensqualität und eine positive Auseinandersetzung mit der Krankheitserfahrung sind für die traditionelle Psychiatrie nicht die zentralen Therapieziele. Dagegen wenden sich die Betroffenen zu Recht. Sie weigern sich beständig, eine »vita minima« zu führen, sie wollen mehr, nämlich trotz ihrer Erkrankung zufrieden leben. Viele Vertreter der Recovery-Idee sind ehemals als »unheilbar Kranke« bezeichnete psychiatrieerfahrene Menschen, die trotz negativer Prognose gesundeten. Die Studien und Erfahrungsberichte dieser Personen zeigen eindrücklich den deutlichen Zusammenhang von Empowerment-Prozessen und Gesundungswegen: Wer wieder mehr Einfluss auf sein Leben gewinnt, wer in zentralen eigenen Belangen selbst entscheidet und sich weniger ausgeliefert fühlt, der wird auch eher wieder genesen.

Die Ergebnisse aus der Recovery-Forschung decken sich mit anderen Forschungsrichtungen, etwa dem der Salutogenese. A. Antonovsky (1997) konnte nachweisen, dass Menschen eher gesunden, wenn sie Situationen durchschauen, Einflussmöglichkeiten auf ihre Lebenssituation sehen und ihr Handeln als sinnhaft erleben. Diese drei Elemente werden als Verstehbarkeit, Handhabbarkeit und Sinnhaftigkeit bezeichnet und erwiesen sich als generelle Einflussfaktoren auf Gesundung und Krisenbewältigung – nicht nur bei psychiatrischen Erkrankungen.

Viele gegenwärtige Behandlungskonzepte, vor allem in der Sozialpsychiatrie, befinden sich mit ihren Einstellungen zwischen den Standpunkten der traditionellen Psychiatrie und denen des Recovery-Konzepts. Faktoren wie Hoffnung oder Selbstverantwortung werden aber oft noch zu wenig betont. Für die professionelle psychiatrische Arbeit hat der Recovery-Ansatz zahlreiche sehr weit führende Konsequenzen. Es macht einen großen Unterschied, ob das Ziel professioneller Arbeit darin besteht, Symptome zum Verschwinden zu bringen und eine »Alltagstauglichkeit« des Betroffenen wiederherzustellen, oder ob die Behandler die Möglichkeit von Gesundung vor Augen haben. Wenn es mir gelingt, in einem langzeitkranken Menschen das Potenzial für eine Verän-

⟵ **Genesung**

ABBILDUNG 3 Vergleich des Recovery-Ansatzes mit dem Konzept der klassischen Psychiatrie

	Recovery-Ansatz	Klassische Psychiatrie
Ziele	Ein zufriedenes und erfülltes Leben; gesellschaftliche Teilhabe (Inklusion)	Symptomreduktion, Rückfallprophylaxe, berufliche Wiedereingliederung
Perspektive	Zufriedenes Leben ist für alle Betroffenen möglich, manchmal gelingt auch eine völlige Gesundung von der Erkrankung und deren Folgen	Keine »falschen Hoffnungen« machen; »vita minima« muss hingenommen werden; wer keine Symptome hat, kann froh sein
Hilfen	Alle Hilfen, die das Wohlbefinden, die individuelle Bewältigung der Erkrankung und die Auseinandersetzung damit fördern; Peer-Support erhält hohe Bedeutung	Klassisches psychiatrisches Angebot; Fokus auf Medikation
Hoffnung	Wird als Voraussetzung und wichtiger Entwicklungsschritt für Recovery verstanden; ihre Förderung ist Auftrag für professionelle Arbeit	Bezieht sich lediglich auf die Wirkung der Medikamente und der übrigen Behandlung, ansonsten keine besondere Bedeutung
Selbsthilfe	Selbsthilfe ist zentral für den Recovery-Prozess, ohne Selbsthilfe ist Recovery nicht möglich; Selbsthilfeförderung ist selbstverständliches Element jedes Behandlungsangebots	Selbsthilfe trägt zur Symptomreduktion wenig bei und wird von professioneller Seite kaum gefördert
Selbstverantwortung	Übernahme von Selbstverantwortung ist wichtiger Entwicklungsschritt für Betroffene; ihre Förderung ist Auftrag für die professionelle Arbeit; Selbstverantwortung bedeutet auch, den eigenen Anteil an der Aufrechterhaltung der Erkrankung anzuerkennen	Hilfe erfolgt durch Medikation und Behandlung; Selbstverantwortung kann die Compliance reduzieren und die Behandlung erschweren und wird daher nicht gefördert, sondern durch einseitige biologische Erklärungsmodelle eher behindert

derung hin zur Gesundung wahrzunehmen, dann ändert sich mein ganzer Umgang mit ihm und auch unsere Beziehung. Er wird wahrnehmen, dass ich in ihm nicht nur den »chronisch kranken Menschen« sehe, sondern auch einen Keim für das Erwachen all der durch die Krankheit verdeckten Fähigkeiten und Möglichkeiten. Allein durch diese veränderte Haltung wird es Veränderungen in der therapeutischen Wirkung geben. Wichtige Faktoren für die Gesundung sind unter anderem (DEEGAN 2003):

- Hoffnung,
- eine positive Identität gewinnen,
- sich von den psychiatrischen Labeln loslösen,
- Symptome beeinflussen,
- ein Unterstützungssystem aufbauen,
- Sinn und Bedeutung im Leben gewinnen.

Ob ein Gesundungsprozess gelingt, hängt für viele Betroffene stark davon ab, ob sie ihre Selbsthilfemöglichkeiten entfalten können, ob ihnen Selbstbestimmung ermöglicht wird und ob die Überwindung von Stigmatisierung und Selbststigmatisierung gelingt. Fachpersonen sollten die Bedeutung von Hoffnung und positiver Zukunftsperspektive für ihre professionelle Arbeit mehr würdigen. Sie können viel dafür tun, die eigene Hoffnung und die Hoffnung bei ihren Klienten zu erhalten. Professionell Tätige brauchen mehr Wissen darüber, wie Gesundungsprozesse ablaufen und durch welches professionelle Handeln Gesundung gefördert bzw. wodurch sie behindert wird. Diese Forschung und Praxis ist dringend nötig! → **Ressourcenorientierung**, Seite 24 f.

Ein Himmelbett für Herrn Eh – Schluss

In der Einleitung habe ich über Herrn Eh berichtet, der unsere Tagesklinik mit dem Label »chronisch krank« verließ und den ich Jahre später auf der besagten Tagung einen Vortrag halten hörte. Wie konnte es zu einer solchen »gewendeten Biografie« kommen? Ich habe Herrn Eh in der Vorbereitung zu diesem Buch danach gefragt und er konnte mir sehr genau darüber Auskunft geben, was ihm in seiner Wahrnehmung geholfen hatte zu gesunden. Da war zum einen seine Lebensgefährtin, die ihn nicht verändern wollte und die gleichzeitig die Geduld und wohl auch die Hoffnung nicht verlor. Und dann war da eine Postkarte mit dem Bild eines Himmelbetts darauf. Jahre hatte Herr Eh überwiegend im Bett verbracht, seinen getrennt lebenden Kindern gegenüber jedoch hatte er stets versucht den Schein zu wahren. Und dann kam eines Tages diese Postkarte, die ihm seine neunjährige Tochter schickte. Sein Schmerz und seine Scham darüber war tief, sich plötzlich eingestehen zu müssen, dass seine Kinder die ganze Zeit über gewusst hatten, wie es ihm ging, wie schwach er sich oftmals fühlte. Aus dem Schmerz wuchs seine Energie, wieder in diese Welt zurückzukehren, er hatte die Verzweiflung überwunden und war damit bereits auf dem Gesundungsweg.

Manchmal erinnere ich mich an Herrn Eh und daran, wie unberechtigt unsere negative Prognose damals war. Uns fehlte Wissen und Vertrauen, wir kamen mit unserer Behandlung nicht weiter und daraus entwickelten wir eine negative Prognose. Vielleicht hat uns diese Einschätzung damals auch entlastet: Wie soll man bei einem »so schweren Fall« auch etwas bewirken können? Die wichtigen Schritte auf dem Weg zur Gesundung von Herrn Eh wurden durch sein soziales Umfeld ermöglicht, nicht in erster Linie durch psychiatrische Hilfeangebote. Und doch dürfte professionelle Hilfe als »Türöffner« beteiligt gewesen sein.

Heute lebt Herr Eh ein zufriedenes Leben, trotz negativer Prognose und mangelnder Behandlungserfolge. Ich lerne daraus, dass wir einen sehr großen Respekt haben sollten vor den Selbstheilungskräften in jedem Menschen. Die Förderung von Empowerment bedeutet das Bemühen, Bedingungen zu schaffen, damit sich dieses Potenzial entfalten kann.

Anhang

Fragen für Fallarbeit und Supervision

Die nachfolgenden Fragen dienen der Reflexion über Möglichkeiten zur Unterstützung von Empowerment-Prozessen im Einzelfall. Sie lassen sich beispielsweise im Rahmen von Supervisionen, für die Fallarbeit oder auch zur Behandlungsplanung nutzen.

Fähigkeiten entdecken!

Der Empowerment-Ansatz geht davon aus, dass zahlreiche Fähigkeiten der Betroffenen von ihnen selbst und von professionell Tätigen nur unzureichend wahrgenommen und gewürdigt werden. Diese Fähigkeiten liegen nicht selten brach oder zeigen sich nur in Ausnahmesituationen.

1. Welche Fähigkeiten hat sich der Betroffene durch sein Leben mit seiner Erkrankung angeeignet?
2. Welche Fähigkeiten muss der Betroffene haben, ohne die ihm seine bisherigen Lebenserfolge und die Bewältigung seiner Erkrankung nicht gelungen wären?
3. Über welche Fähigkeiten des Betroffenen war die Bezugsperson schon einmal verblüfft / was war ihm nicht zugetraut worden?
4. Was kann der Betroffene, wofür er von anderen / vom professionell Tätigen bewundert wird?
5. Welche Fantasien haben die professionell Tätigen über die unerwarteten Fähigkeiten des Betroffenen?

Selbsthilfe ersetzt Fremdhilfe!

Bei jedem konkreten Problem eines Betroffenen stellt sich die Frage, ob er dieses Problem allein lösen kann oder ob Fremdhilfe erforderlich ist. Wenn Fremdhilfe nötig erscheint, gilt es zu entscheiden, ob dem Betroffenen bestimmte Probleme abgenommen werden sollten, weil er sie nicht allein lösen kann (»einspringende Fürsorge«), oder ob er Beratung und

Training zur Lösung der Probleme benötigt (»vorauseilende Fürsorge«). Es gilt der Grundsatz: »So viel Selbsthilfe wie möglich, so viel Fremdhilfe wie nötig.«

1. Hatte der Betroffene dieses Problem schon einmal, und wie hat er es damals gelöst?
2. Was tut der Betroffene, damit dieses Problem nicht noch schlimmer wird?
3. Warum löst er dieses Problem nicht allein?
4. Welche Fähigkeiten sind erforderlich, um dieses Problem zu lösen bzw. besser zu bewältigen? Sind diese Fähigkeiten vorhanden?
   - Wenn »Ja«: Werden sie eingesetzt? Wenn nicht eingesetzt: Wodurch werden sie behindert? Wie kann der Betroffene unterstützt werden?
   - Wenn »Nein«: Können diese Fähigkeiten gefördert werden? Was ist dazu erforderlich?
5. Welche äußeren Ressourcen hat der Betroffene, die mobilisiert werden könnten? Ist dazu professionelle Hilfe erforderlich?
6. Erscheint Fremdhilfe erforderlich? Aus der Sicht des Betroffenen? Aus der Sicht des Helfers?
7. Was wäre entmündigende Fremdhilfe bei diesem Problem?
8. Was wäre befähigende Fremdhilfe bei diesem Problem?
9. Welche Selbstbeteiligung des Betroffenen ist möglich?
10. Ist der Betroffene in der Lage, die nötige Fremdhilfe einzufordern?
11. Was wäre eine »maximale Intervention« (viel Fremd-, wenig Selbsthilfe) bei diesem Problem?
12. Was wäre eine Standardintervention bei diesem Problem?
13. Was wäre eine »minimale Intervention« (viel Selbst-, möglichst wenig Fremdhilfe) bei diesem Problem?
14. Durch welche Interventionen hat das psychiatrische System bisher zum Verlust von Selbsthilfefähigkeiten beigetragen?
15. Durch welche Interventionen hat das psychiatrische System bisher zur Chronifizierung beigetragen?

Wer will was?

Es ist nicht leicht, fremde Lebensentwürfe zu akzeptieren, vor allem dann, wenn sie gar zu verrückt wirken oder den eigenen Lebensentwurf in Frage stellen. Viele Schwierigkeiten zwischen Betroffenen und Professionellen ergeben sich aus differierenden Zielen. Der Betroffene verweigert sich dann möglicherweise und gilt in der professionellen Wahrnehmung als »non-compliant« oder als »im Widerstand gefangen«. Eine Klärung der verschiedenen Ziele aller beteiligten Personen ist hilfreich bis notwendig.

Bei der Empowerment-Unterstützung haben die Ziele der Betroffenen Vorrang vor denen aller anderen beteiligten Personen, soweit die Freiheiten der anderen dadurch nicht bedeutend eingeschränkt werden. Der Betroffene hat zudem ein Recht auf Irrtum und Risiko; er darf seinen Lösungsweg ausprobieren, auch wenn dieser aus professioneller Sicht zunächst unrealistisch erscheint.

1. Welche Ziele hat der Betroffene?
2. Welche Ziele haben die professionell Tätigen / die Angehörigen etc.?
3. Widersprechen sich diese Ziele?
   - Wenn »Ja«: Wie äußert sich das im Kontakt von Betroffenem und Helfer?
4. Welchen Auftrag gibt der Betroffene dem Helfer?
5. Welchen hätte er gerne?
6. Was würde der professionell Tätige wollen, wenn er selbst betroffen wäre?
7. Kann der professionell Tätige die Ziele des Betroffenen akzeptieren?
   - Wenn »Nein«: Kann er sie nicht im Interesse des Betroffenen akzeptieren oder im eigenen?

Innere Barrieren

Es gibt innere und äußere Barrieren, die die Selbstbefähigung Betroffener behindern. So entscheidet das Krankheits- und Behandlungskonzept des betroffenen Menschen darüber, wie stark sein Eigenengagement sein wird. Es gibt viele Krankheitskonzepte, die Eigenaktivität und Selbstbefähigung nicht »erlauben«. Auch ein geringes Gefühl von Selbstwirksamkeit kann einer zunehmenden Eigenaktivität im Wege stehen.

1. Welches Krankheitsverständnis hat die Person?
2. »Erlaubt« dieses Krankheitsverständnis eine Selbstbefähigung?
3. Welches Behandlungsverständnis hat die Person?
4. Welche Beziehung zwischen professionell Tätigem und Betroffenem legt dieses Behandlungsverständnis nahe?
5. Wie stark ist das Selbstwirksamkeitsgefühl der Person? Wodurch wird das Selbstwirksamkeitsgefühl gegenwärtig verringert? Wie kann es gefördert werden?
6. Gibt es Traumatisierungen und erlernte Hilflosigkeit, durch die die Möglichkeiten zur Eigenaktivität eingeschränkt sind?

Die Persönlichkeit des Helfers

Die Haltung der Umgebung des Betroffenen beeinflusst in einem hohen Maße, ob es ihm gelingt, seine Selbstständigkeit, Eigenaktivität und Selbstbestimmung zu entwickeln.

Die Persönlichkeitseigenschaften des Professionellen werden moduliert durch die Person des Betroffenen, hier wirken Übertragungs- und Gegenübertragungsgefühle, die möglichst bewusst gemacht werden sollten.

1. Wie leicht / schwer fällt es mir, Entscheidungen von Klienten mitzutragen, die ich selbst nicht für sinnvoll halte?
2. Wie leicht / schwer fällt es mir, fehlende oder geringe Fortschritte bei Klienten auszuhalten?
3. Wann werde ich leicht ungeduldig?
4. Bei welchen Klientengruppen neige ich dazu, zu viel Verantwortung zu übernehmen (Männer vs. Frauen, ältere vs. jüngere Klienten, bestimmte Diagnosegruppen)?
5. Wann habe ich mich das letzte Mal dabei erwischt, zu viel Verantwortung zu übernehmen bzw. zu schnell / zu viel Hilfe anzubieten?

6. Wie schwer/leicht fällt es mir, unangepasste Lebensweisen meiner Klienten zu akzeptieren?
7. Welche Klienten kann ich nicht leiden?
8. Bin ich im Umgang mit mir selbst und im privaten Umfeld eher defizit- oder eher ressourcenorientiert?

Ausgewählte Literatur

Aderhold, V. (2006): Partizipativer Umgang bei der Neuroleptika-Behandlung. Subjektorientierte kooperative Psychopharmakotherapie psychotischer Menschen. In: Knuf, A.; Osterfeld, M.; Seibert, U. (Hg.): Selbstbefähigung fördern. Empowerment und psychiatrische Arbeit. Bonn.

Amering, M. u. a. (1999): Psychiatric Wills of Mental Health Professionals: a Survey of Opinions Regarding Advance Directives in Psychiatry. In: *Soc. Psychiatry Psychiatr. Epidemiol.*, 34, S. 30–34.

Amering, M. u. a. (2002): Wissen – genießen – besser leben. Ein Seminar für Menschen mit Psychoseerfahrung. Bonn.

Amstutz, M.; Neuenschwander, M.; Modestin, J. (2001): Burnout bei psychiatrisch tätigen Ärztinnen und Ärzten. In: *Psychiatrische Praxis*, 28, S. 163–167.

Antonovsky, A. (1997): Salutogenese. Zur Entmystifizierung der Gesundheit. Erweitert herausgegeben von A. Franke. Tübingen.

Behrendt, B. (2001): Meine persönlichen Warnsignale. Ein psychoedukatives Therapieprogramm zur Rezidivprophylaxe bei schizophrener und schizoaffektiver Erkrankung. Tübingen.

Behrendt, B.; Schaub, A. (2005): Handbuch Psychoedukation. Tübingen.

Bock, Th. (2005): Basiswissen: Umgang mit psychotischen Patienten. Bonn.

Brill, K.-E. (2006): Psychisch Kranke im Recht. Ein Wegweiser (bearbeitet von Rolf Marschner). Bonn.

Buck, D. (2003): Auf der Spur des Morgensterns. Neumünster.

Buttner, P.; Kissling, W. (1996): Psychoedukative Gruppen in psychiatrischen Kliniken: Ergebnisse einer Befragung zu Häufigkeit und Art der Anwendung. In: Stark, A. (Hg.): Verhaltenstherapeutische und psychoedukative Ansätze im Umgang mit schizophren Erkrankten. Tübingen.

Corrigan, P.W.; Lundin, B. (2001): Don't Call Me Nuts. Coping with the Stigma of Mental Illness. Chicago.

Deegan, P. (1996): Recovery and the Conspiracy of Hope. In: www.bu.edu/resilience/examples/deegan-recovery-hope.pdf.

Deegan, G. (2003): Discovering Recovery. In: *Psychiatric Rehabilitation Journal*, 26, 4, S. 368–376.

Dietz, A.; Pörksen, N.; Voelzke, W. (Hg.) (1998): Behandlungsvereinbarungen. Bonn.

Elwyn, G. u. a. (2001): Shared-decision-making observed in clinical practice: visual displays of communication sequences and patterns. In: *J Eval Cliln Pract*, 7, S. 211–221.

Greve, N.; Osterfeld, M.; Diekmann, B. (2006): Umgang mit Psychopharmaka. Bonn.

Hamann, J.; Kissling, W. (2005): Shared Decision Making bei der Therapie schizophrener Patienten. In: Härter, M.; Loh, A.; Spies, C. (Hg.): Gemeinsam entscheiden – erfolgreich behandeln. Neue Wege für Ärzte und Patienten im Gesundheitswesen. Köln, S. 175–190.

Hermer, M. (2001): Ressourcenorientierte Psychotherapie – Notwendigkeit, Widerstände, Grenzen. In: Krisor, M.; Pfannkuch, H.; Wunderlich, K. (Hg.): Gemeinde, Alltag, Ressourcen – Aspekte einer subjektorientierten Psychiatrie. Lengerich.

Herriger, N. (1997/2002): Empowerment in der Sozialen Arbeit. Eine Einführung. Stuttgart.

Jelley, R.; Elmer, O.M. (2005): HOPE – handlungsorientierte Psychoedukation bei bipolaren Störungen. Tübingen.

Kast, V. (1998): Freude, Inspiration, Hoffnung. München.

Ketelsen, R.; Schulz, M.; Zechert, Ch. (2004): Seelische Krise und Aggressivität. Der Umgang mit Deeskalation und Zwang. Bonn.

Knuf, A. (2004): Vom demoralisierenden Pessimismus zum vernünftigen Optimismus. Eine Annäherung an das Recovery-Konzept. In: *Soziale Psychiatrie,* 1, S. 38–40.

Knuf, A.; Gartelmann, A. (Hg.) (2006): Bevor die Stimmen wiederkommen. Vorsorge und Selbsthilfe bei psychotischen Krisen. Bonn.

KNUF, A.; OSTERFELD, M.; SEIBERT, U. (2006): Selbstbefähigung fördern. Empowerment und psychiatrische Arbeit. Bonn.
KNUF, A.; TILLY, C. (2006): Borderline: Das Selbsthilfebuch. Bonn.
LOH, A. u. a. (2005). Miteinander statt Nebeneinander – Der Patient als Partner in der Depressionsbehandlung. In: HÄRTER, M.; LOH, A.; SPIES, C. (Hg.): Gemeinsam entscheiden – erfolgreich behandeln. Neue Wege für Ärzte und Patienten im Gesundheitswesen. Köln, S. 165–174.
MARIO, A. u. a. (2004): Deeskalationsstrategien in der psychiatrischen Arbeit. Bonn.
MATZAT, J. (2004): Selbsthilfegruppen für psychisch Kranke – Ergebnisse einer Umfrage bei Selbsthilfe-Kontaktstellen. In: Deutsche Arbeitsgemeinschaft Selbsthilfegruppen (Hg.): Selbsthilfegruppenjahrbuch 2004. Gießen.
MILLER, W.R.; ROLLNICK, S. (1999): Motivierende Gesprächsführung. Freiburg/Br.
PODVOLL, E. (1994): Verlockung des Wahnsinns. München.
PRINS, S. (2001): »Gut, dass wir mal darüber sprechen!« Wortmeldungen einer Psychiatrie-Erfahrenen. Neumünster.
RALPH, R. u. a. (2004): The recovery advisory group recovery model. In: CORRIGAN, R.; RALPH, R. (Hg.): Recovery in mental illness. Washington.
SÄNGER, S. u. a. (2004): Woran erkennt man eine gute Arztpraxis? Checkliste für Patienten. Internet: www.patienten-information.de (zuletzt aufgerufen am 19. 2. 2006).
SELIGMAN, M. (1999): Erlernte Hilflosigkeit. Weinheim.
SCHMIDT-TRAUB, S. (2001): Angst bewältigen. Selbsthilfe bei Panik und Agoraphobie. Berlin.
SHAZER, S. de (2003): Wege der erfolgreichen Kurztherapie. Stuttgart.
TERZIOGLU, P. (2005): Die gelungene Arzt-Patient-Kooperation in der psychiatrischen Praxis. Bonn.

Terzioglu, P.; Zaumseil, M. (2006). Wie kann eine partizipative Zusammenarbeit zwischen Patienten und Ärzten gelingen? Das Konzept der geteilten Entscheidungen. In: Knuf, A.; Osterfeld, M.; Seibert, U. (Hg.): Selbstbefähigung fördern. Empowerment und psychiatrische Arbeit. Bonn.

Weiss, T.; Haertel-Weiss, G. (1995): Familientherapie ohne Familie. Kurztherapie mit Einzelpatienten. München.

Werner, W. (1999): »Je normaler die Lebensbedingungen, um so normaler benimmt sich der Mensch!« Interview. In: *Psychologie heute*, 1, S. 60–65.

Internet

Bundesverband der Psychiatrie-Erfahrenen (BPE e.V.): www.bpe-online.de

Europäisches Netzwerk psychiatrieerfahrener Menschen (englischsprachig): www.enusp.org

Weltweites Netzwerk psychiatrieerfahrener Menschen (englischsprachig): www.wnusp.org

National Empowerment Center (USA): www.power2u.org

Nationale Kontakt- und Informationsstelle zur Anregung und Unterstützung von Selbsthilfegruppen: www.nakos.de

Bundesweite Projekte über die gemeinsame Entscheidungsfindung: www.patient-als-partner.de

EU-gefördertes Projekt zur Qualifizierung von Psychiatrie-Erfahrenen, die in psychiatrischen Institutionen oder in der Fortbildung mitarbeiten: www.ex-in.info

Berliner Verein, der nutzerkontrollierte Fortbildungen anbietet: www.fuer-alle-faelle.org

Materialien

Behandlungsvereinbarung: www.psychiatrie-bielefeld.de.

Beidseitige Willenserklärung: www.psychiatrie-bielefeld.de.

Patientenverfügung: www.bmj.de (unter »Ratgeber und Broschüren«)

Broschüren über Patientenrechte: www.bmj.de (unter »Ratgeber und Broschüren«)

Selbsthilfebögen (Stimmenhörer, Psychosen, Borderline): www.promentesana.ch (im Bereich »Selbsthilfe« unter »Selbsthilfewerkzeuge«)

Vorsorgevollmacht: www.vo-vo.de

Checkliste »Woran erkennt man eine gute Arztpraxis?«: www.patienten-information.de

Broschüre *Selbstbestimmter Umgang mit Medikamenten* (von Patricia Deegan, deutsch von G. Rudolf): www.promentesana.ch (im Bereich »Selbsthilfe« unter »Selbsthilfewerkzeuge«)

Broschüre B*lickwechsel. Beteiligung von Betroffenen in der psychosozialen Arbeit.* (Informationsbroschüre für Betroffene, die sich in Gremien usw. beteiligen möchten, und für Einrichtungen, die sich für eine Beteiligung von Betroffenen öffnen möchten). Zu bestellen bei: Paritätischer Wohlfahrtsverband Berlin, Referat für Psychiatrie, Marie Gisèle Borgol, Kollwitzstr. 94–96, 10435 Berlin, borgol@paritaet-berlin.de.

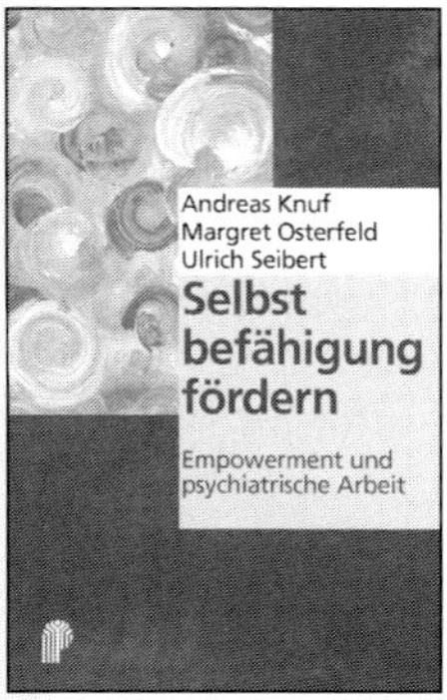

Andreas Knuf, Margret Osterfeld, Ulrich Seibert
Selbstbefähigung fördern
Empowerment und psychiatrische Arbeit
ISBN 978-3-88414-413-8, 330 Seiten

Empowerment meint Emanzipation (»Selbstbefähigung«, »Selbstermächtigung«) und Partizipation Betroffener auf persönlicher, institutioneller und politischer Ebene. In der Psychiatrie kann das beispielsweise bedeuten: Mitsprache bei psychiatriepolitischen Entscheidungen oder Forschungsprojekten; gestärktes Selbstbewusstsein, das es einem Betroffenen ermöglicht, offen zu seiner Erkrankung zu stehen; Mitarbeit bei der Formulierung von Behandlungsstandards in Institutionen oder in der Fort- und Weiterbildung. Während Empowerment nur von den Betroffenen vollbracht werden kann, kommt den professionell Tätigen die Aufgabe zu, Empowerment-Prozesse zu fördern und durch das Beseitigen von Hindernissen zu ermöglichen. Zentrale Aufgaben auf professioneller Seite sind beispielsweise die wirkliche Bereitschaft, Macht zu teilen, Behandlungsangebote nach den Anliegen der Nutzer zu gestalten oder ungewöhnliche Lebensweisen weitestgehend zu würdigen.

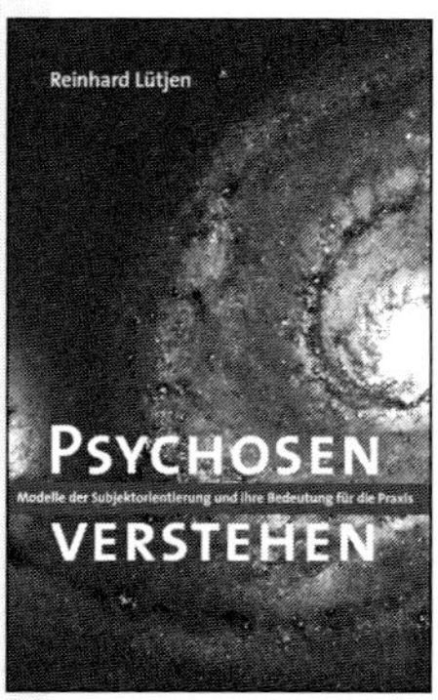

Reinhard Lütjen
Psychosen verstehen
Modelle der Subjektorientierung und
ihre Bedeutung für die Praxis
ISBN 978-3-88414-433-6, 230 Seiten

Das Buch bietet einen spannenden Überblick über die theoretische Fundierung der Subjektorientierung und dient gleichzeitig als Klärungshilfe für den Alltag: Subjektorientierung kann neue Zugänge schaffen bei Fragen der Rehabilitation, des Wohnens und der Therapie.

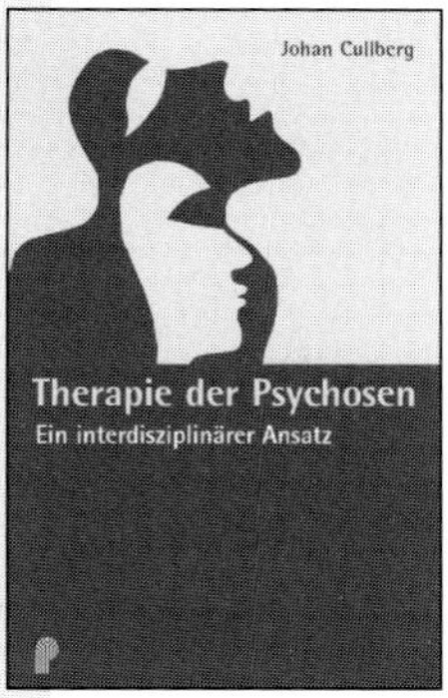

Johan Cullberg
Therapie der Psychosen
Ein interdisziplinärer Ansatz
ISBN 978-3-88414-435-0, 320 Seiten

Ausführlich stellt Cullberg die Voraussetzungen, Anforderungen und Organisation einer Behandlung dar sowie therapeutische Interventionen, die entsprechend den Bedürfnissen des Einzelnen aufeinander abgestimmt werden.
Nur eine genaue Kenntnis der individuellen Risikofaktoren, des bisherigen Verlaufs und eine gute Einschätzung des Genesungspotenzials können zu einer passgerechten Behandlung führen, die Stärken stützt und krisenauslösende Bedingungen reduziert.

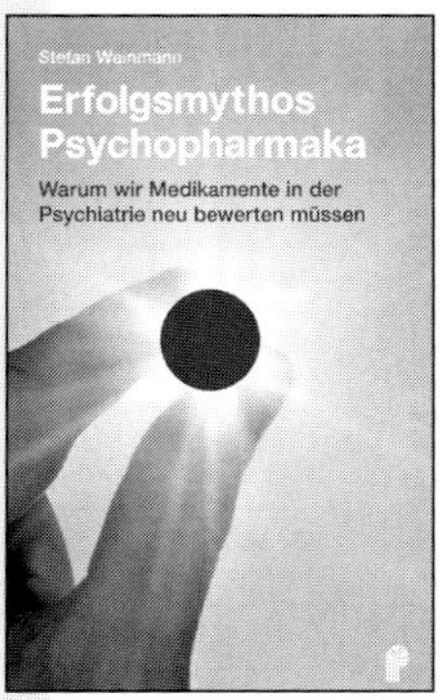

Stefan Weinmann
Erfolgsmythos Psychopharmaka
Warum wir Medikamente in der Psychiatrie neu bewerten müssen
ISBN 978-3-88414-455-8, 240 Seiten

Stefan Weinmann belegt, dass die Studien der Pharmaindustrie zur Wirkung der Psychopharmaka stark von ökonomischen Interessen geleitet sind.
Er zeigt dies an den wichtigsten Medikamenten-Gruppen, den Antidepressiva und den Antipsychotika, und stellt damit die zentrale Bedeutung der Psychopharmakotherapie in der Psychiatrie in Frage.
Weinmann plädiert dagegen für die stärkere Einbeziehung der Familie und des sozialen Umfeldes der erkrankten Menschen in die Therapie. So, wie es auch die skandinavischen Modelle zur bedürfnisorientierten Behandlung von Psychosen und die Recovery-Bewegung fordern.

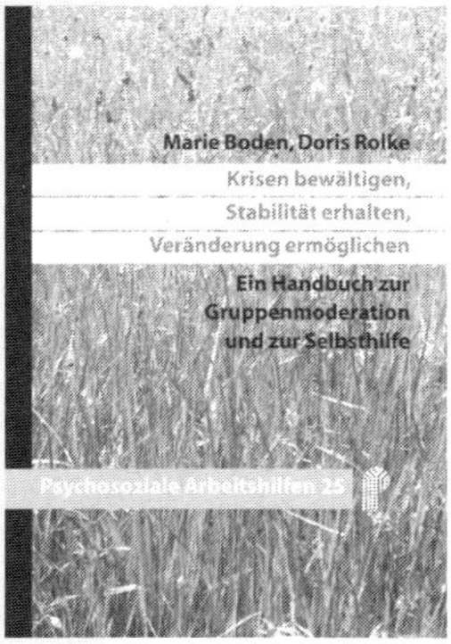

Marie Boden, Doris Rolke

Krisen bewältigen, Stabilität erhalten, Veränderung ermöglichen.

Ein Handbuch zur Gruppenmoderation und zur Selbsthilfe

ISBN 978-3-88414-443-5

200 Seiten + CD

Dieses Handbuch vermittelt Stabilisierungstechniken und gibt Anregungen zur Krisenbewältigung. Das Material ist entwickelt worden für Gruppen im Rahmen der stationären und ambulanten psychiatrischen Behandlung, es kann aber z.B. in Heimen oder auch in der Selbsthilfe zum Einsatz kommen. Theoretische Grundlage ist DBT erweitert um Imaginationsübungen und Elemente der Euthymen Therapie (Genusstherapie).
Das Handbuch enthält detaillierte Anleitungen für die einzelnen Gruppenstunden und Arbeitsblätter zur praktischen Anwendung. Die Themenblöcke – den »goldenen« Mittelweg gehen, Achtsamkeit, die acht Gebote des Genießens, Krise, Stress, radikale Akzeptanz der Realität – können flexibel am jeweiligen Bedarf orientiert eingesetzt werden.

Psychiatrie-Verlag GmbH
Tel. (02 28) 7 25 34-11, Fax (02 28) 7 25 34-20,
E-Mail: verlag@psychiatrie.de, Internet: www.psychiatrie-verlag.de